结核病

防治知识读本

刘剑君　主编

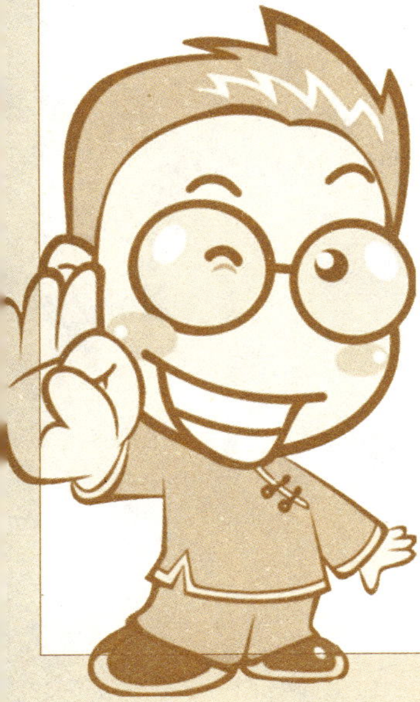

中国环境出版集团·北京

图书在版编目（CIP）据

结核病防治知识读本 / 刘剑君主编 . -- 北京 :
中国环境出版集团 , 2018.11 （2020.1 重印）
（新农村健康教育系列丛书）

ISBN 978-7-5111-3855-2

Ⅰ . ①结… Ⅱ . ①刘… Ⅲ . ①结核病－防治－问题解
答 Ⅳ . ① R52-44

中国版本图书馆 CIP 数据核字 (2018) 第 265887 号

出 版 人 武德凯
策划编辑 徐于红
责任编辑 赵楠婕
责任校对 任 丽
封面设计 几至工作室

出版发行 中国环境出版集团（100062 北京市东城区广渠门内大街16号）
网 址：http://www.cesp.com.cn
电子邮箱：bjgl@cesp.com.cn
联系电话：010-67112765 编辑管理部
010-67162011 第四分社
发行热线：010-67125803，010-67113405（传真）
印 刷 北京市联华印刷厂
经 销 各地新华书店
版 次 2018年11月第1版
印 次 2020年1月第2次印刷
开 本 880×1230 1/32
印 张 3.25
字 数 100千字
定 价 16.00元

《新农村健康教育系列丛书》

丛书总策划

总策划：刘剑君　罗永席

策　划：么鸿雁　陶克菲　徐于红

丛书总编委

丛书主编：刘剑君

丛书副主编：么鸿雁　赵文华　陶　勇

钱　玲　吕　青

丛书秘书：郑文静　王琦琦

丛书编写办公室

主　任：徐于红

副主任：赵　艳

成　员：俞光旭　赵楠婕　王　菲

《结核病防治知识读本》编委会

主　编：刘剑君

副主编：吕　青　周　琳

编　委：（按姓氏笔画排序）

刘剑君　吕　青　周　琳

郑文静　钱　玲　黄　飞

序

健康是促进人全面发展的必然要求，是经济社会发展的基础条件。随着我国疾病谱、生态环境、生活方式的不断变化，城乡居民的健康问题也日益复杂，面临多重疾病威胁并存、多种健康影响因素交织等诸多问题。当前，受经济发展、生产生活环境、卫生条件和健康设施等诸多因素影响，广大农村地区面临的健康问题更加严重，农村居民可获取的卫生和健康知识不足、渠道有限，对健康教育的需求也非常迫切。

在中国疾病预防控制中心和中国环境出版集团的共同努力下，我们精心策划出版了这套《新农村健康教育系列丛书》，旨在为农村居民了解和学习卫生健康知识提供专业指导，通过最适合当前广大农村地区实际情况的健康知识传播途径，针对主要的健康问题，开展有效的健康教育，并通过倡导健康文明的生活方式、培养自主自律的健康行为、营造健康支持性环境，对农村居民的个人健康、生活质量和家庭幸福产生积极的促进作用，以支持广大农村地区开展健康教育工作。

本丛书有三个鲜明特点：一是深入浅出。以农村居民为主要读者群体，通俗易懂地讲述健康知识。二是图文并茂。采用插图和照片等多种方式，传递健康信息。三是实用有趣。通过故事性的叙述，形象生动地呈现农村居民生产生活中的实用知识。我们衷心期待本丛书能为广大农村居民获取健康知识、改善生活质量发挥积极的促进作用，并推动全社会更加关心、关注、关爱广大农村地区的健康事业发展！

本丛书第一辑推出农业伤害预防、儿童健康、妇女健康、老年健康、营养、理性饮酒、环境、常见慢性病防治和结核病防治九本知识读本，从不同方面为农村居民介绍卫生健康知识，全方位提供专业指导。

《新农村健康教育系列丛书》编委会

目 录

第一部分 常识篇

第二部分　预防篇

第三部分 治疗篇

第一部分　常识篇

1. 什么是结核病？

结核病是由结核杆菌感染引起的一种慢性传染病。结核菌可能侵入人体全身各个器官，结核菌侵犯什么脏器叫什么脏器的结核，如侵犯脑膜叫脑膜结核，侵犯骨骼叫骨结核，侵犯肾叫肾结核等。但结核菌主要侵犯肺脏，称为肺结核（俗称“肺痨”）；肺结核占各种类型结核病的 80% 以上，且是结核病传染的主要类型。

结核病是伴随人类历史最长的疾病之一，在据今 7 000 年以前的石器时代已有结核性疾病，1904 年在德国海德堡附近出土的新石器时代（公元前 10 000—公元前 5 000 年）人的颈椎骨化石，就发现有结核病变的存在。我国在公元前 14 ～ 13 世纪即有结核病的记载，马王堆出土的西汉女尸，尸体解剖时也发现其曾患有肺结核。结核病是单一致病菌引致死亡最多的疾病，在历史上，它曾在全世界广泛流行，曾经是危害人类的主要杀手，夺去了数亿人的生命。18世纪，由于工业革命的兴起，欧洲大量农村人口涌入城市，居住拥挤、卫生环境差，再加上工作劳累，结核病开始在欧洲蔓延猖獗，患者数大为增加。当时还没有可以治疗结核病的有效药物，医生面对患者束手无策，大批患者死亡，英国伦敦的结核病死亡率曾达到900/10万。

在19世纪的小说和戏剧中描写结核病常常写道："面色苍白、身体消瘦、一阵阵撕心裂肺的咳嗽……"，由于结核患者大多面色苍白，为了和当时的另一个人类的杀手"黑色瘟疫"——黑死病区分开，人们把结核病称为"白色瘟疫"。我国则把结核病称为"痨病"，肺结核称为"肺痨"。"十痨九死"是我国当时广为流传用来形容肺结核患者悲惨结局的俗语。

2. 什么是结核菌?

结核病的病原菌是结核杆菌，是由德国科学家罗伯特•科赫在1882年首先发现的。结核杆菌生长缓慢，增殖一代需要10～20小时（其他常见的细菌增殖一代仅为10～20分钟，如大肠杆菌增殖一代的时间为20分钟），结核杆菌的这种特点使得结核病成为一种慢性疾病，其治疗周期也显著长于其他的细菌感染。

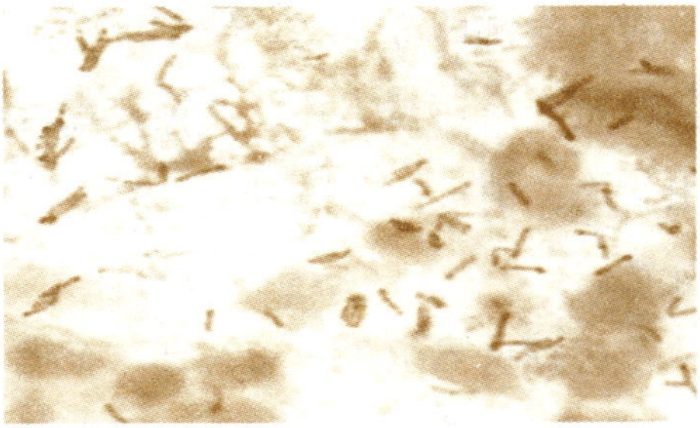

右侧的图片是显微镜下的结核菌的形状，经过染色后，结核菌会呈现漂亮的红色，为长杆状，所以结核菌也有一个别名叫作结核杆菌。

结核菌的细胞壁中含有脂质，可以防止菌体的水分丢失，因此结核菌对干燥的抵抗力特别强。当结核菌黏附在尘埃上时，可以保持传染性 8 ～ 10 天，而在干燥痰内可以存活 6 ～ 8 个月。

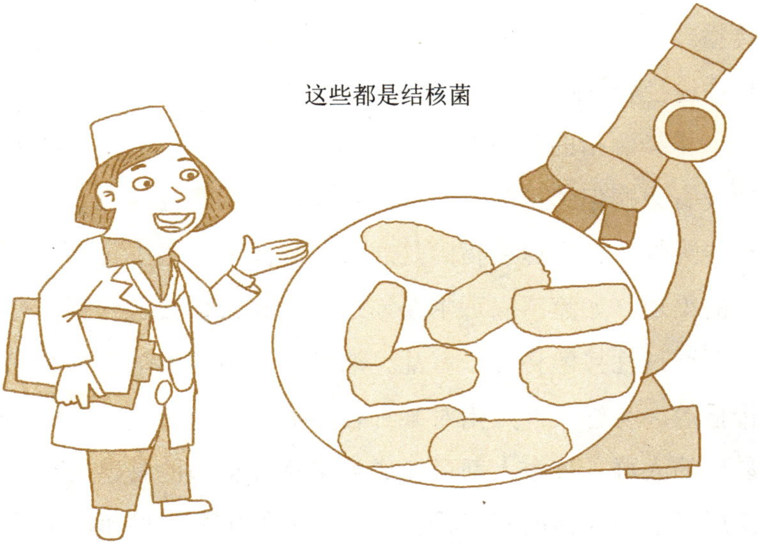

但是结核菌对湿热敏感，在液体中加热到 62 ～ 63℃ 15

分钟或煮沸即被杀死。结核菌对紫外线也很敏感，直接日光照射数小时可被杀死，这种特点可以用于结核病患者衣服、书籍等的消毒。结核菌还对酒精敏感，在 70% 乙醇中 2 分钟死亡。

根据世界卫生组织统计，全世界约每 3 个人中就有 1 个人感染了结核菌，在某些发展中国家成人中结核菌携带率高达 80%，其中 5% ～ 10% 携带者可以发展为活动性结核病人。

3. 什么是呼吸道传染病?

传染病是由细菌、病毒或寄生虫等微生物引起的，能在人与人、人与动物之间传播的疾病。传染病要在人与人之间传播或人与动物之间传播，必须具备三个环节，即传染源、传播途径和易感人群。

传染源指的是患有传染病的人或动物，有些动物和人虽然没有患病但体内带有病毒或细菌，称为隐性感染者，也具有传染性。传播途径指的是病毒、细菌或寄生虫传播时所借助的渠道，如流感病毒主要通过空气和密切接触传播，性病主要通过性接触传播，霍乱、痢疾主要通过不洁食物和饮水传播等。易感人群是指对某种传染病不具有免疫力、敏感、易患的人群，每个人都可能成为某种传染病的易感人群。传染病可侵害人体的各个器官，危害人的生命和健康，但传染病又是可防可治的。

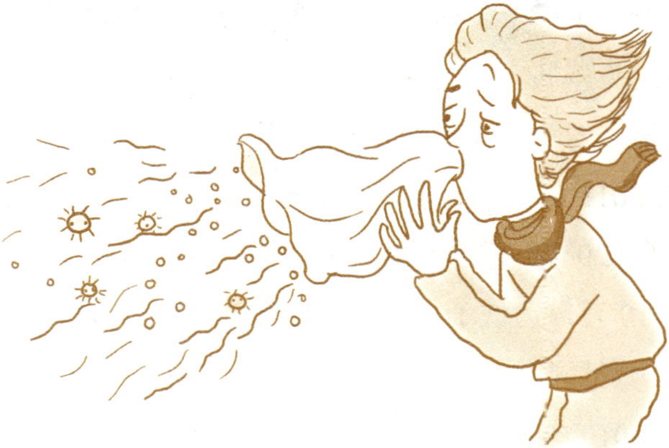

呼吸道传染病是指病原体从人体的鼻腔、咽喉、气管和支气管等呼吸道侵入而引起的有传染性的疾病。其传播主要包括以下两个途径：经呼吸道传播，通过空气飞沫（讲话、咳嗽、打喷嚏时播散到空气中的飞沫）经呼吸道进入人体后传播，是“咳出来”、“吸进去”的传染病；直接接触病人的分泌物或被分泌物污染的物品而传染。

流行性感冒、麻疹、水痘、风疹、流脑、流行性腮腺炎、肺结核等是常见的呼吸道传染病。冬春季是呼吸道传染病的高发季节，天气骤变的情况下也易发病。儿童、老年人、体弱者、营养不良或慢性疾病患者、过度劳累者、精神高度紧张者等人群容易患呼吸道传染病。

4. 肺结核在我国的流行情况是怎样的？

在我国法定报告的甲乙类传染病中，肺结核的发病数和死亡数均排在第2位，是我国发病、死亡人数最多的传染病之一，是严重威胁人民健康的重大传染病。

近年来，我国的肺结核疫情呈现逐年下降的趋势，报告发病率由2011年的71.1/10万下降到2015年的63.4/10万，年递降率为2.9%；死亡率由2011年的3.01/10万下降到2014年的2.32/10万，远低于15/10万的全球平均肺结核死亡率。

2010年我国开展了第五次结核病流行病学调查，结果表明：①2010年15岁及以上人群活动性肺结核的患病率为459/10万，涂阳肺结核患病率为66/10万。②肺结核患病率均为男性高于女性，且随着年龄增加逐步增高，75～79岁组达到高峰。③东部地区活动性和涂阳肺结核患病率为291/10万和44/10万；中部地区活动性和涂阳肺结核患病率为463/10万和60/10万；西部地区活动性和涂阳肺结核患病率为695/10万和105/10万。乡村活动性和涂阳患病率为569/10万和78/10万，城镇活动性和涂阳患病率为307/10万和49/10万。④耐多药率为6.8%。⑤公众结核病防治知识知晓率仅为57.0%。⑥肺结核患者的家庭年人均纯收入为3 292元，其中66.8%的患者家庭年人均纯收入低于全国人均纯收入水平的60%。此次流行病学调查结果与2000年相比，15岁及以上人群，不同年龄、性别的涂阳肺结核患病率均呈下降趋势。但是乡村患病率高于城镇，西部地区患病率明显高于中部和东部。调查结果提示结核病疫情虽有所下降，但是结核病特别是耐药结核病负担仍很严重。

5. 肺结核有哪些危害？

肺结核会严重影响患者的身体健康，这种疾病产生的危害主要体现在：①会使患者出现呼吸系统的一些症状，如咳嗽、咯痰，也可能出现全身发热等中毒症状；还有部分患者可能出现大咯血、自发性气胸、并发肺外结核病并发症等；②严重的肺结核可能使患者丧失劳动能力；③肺结核患者如果不能早期发现，会延误诊断，加重病情；④患病后，可能影响患者的学业、婚姻、生育等，患者也可能产生较大的心理压力，进而影响其正常生活；⑤因诊治肺结核会增加患者家庭的经济支出，部分患者可能因病致贫或者因病返贫；⑥患者如果不能坚持早期、正规、合理的治疗，可能导致治疗失败，甚至成为耐多药结核病，最严重时可能导致患者死亡；⑦由于患肺结核，可能使得患者已经得的其他疾病加重，如糖尿病、矽肺等，给治疗带来困难。

除此之外，肺结核通过呼吸道传播，传染性强，还会危及其他人的身体健康。1 名具有传染性的肺结核患者如果不进行治疗，1 年平均可以感染 10 ～ 15 名易感者。肺结核疫情如果不加以控制，还将对国民经济造成重大影响。由于大部分肺结核患者是青壮年，处于最具有生产能力的年龄段，据估计仅此一项就会使国民生产总值每年直接损失 90 亿元以上。

耐多药肺结核对个人、家庭和社会的危害则更大。与普通肺结核相比，耐多药肺结核因诊断、治疗所需时间长而导致它的传染期更长；而患者长时间治疗效果不佳，迁延不愈，四处流动，则又会大大增加耐多药结核菌传播的机会和范围；被耐多药肺结核感染者一旦发病会直接成为耐多药肺结核患者。此外，耐多药肺结核所需治疗时间长达2年之久，治疗费用昂贵，仅抗结核药品费用就高达3万～4万元，是普通结核病费用的100倍，也会给家庭和社会带来沉重的经济负担。

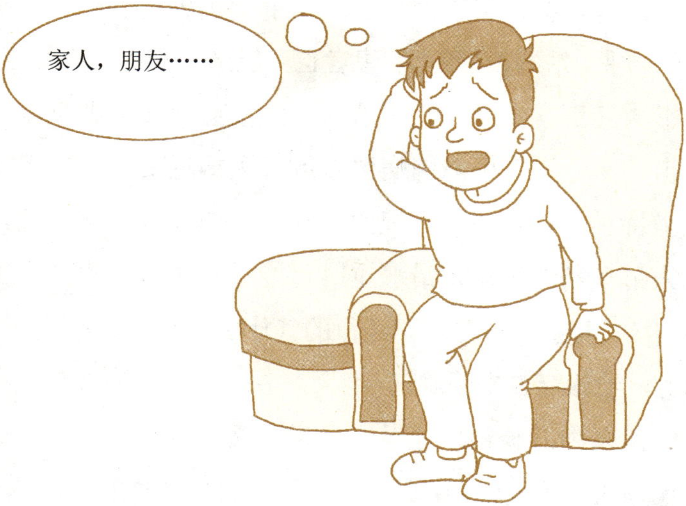

6. 结核菌是如何传播的?

通常传染病在人群中流行的三个生物学必要环节包括：传染源、传播途径、易感人群。结核病的流行也同样包括这三个环节。

传染源为痰中带菌的肺结核患者，肺结核是所有人都易于感染的呼吸道疾病。

结核病的传播途径有呼吸道、消化道、皮肤和子宫，但主要是通过呼吸道传播与传染的。也就是说，由于排菌的肺结核患者随地吐痰，干燥后痰中的细菌随尘土飞扬，被他人吸入而引起感染发病。因此，过去在结核病防治措施中，特别强调肺结核患者痰的消毒，禁止随地吐痰，主张肺结核患者的痰不论在医院或家庭，都要求吐在一个痰盂内经煮沸以后再倒掉，在农村也可以通过深埋痰液等来避免传染。还有研究显示，结核菌的传播主要在夜间，与排菌患者同住在一个房间内的儿童和青年最容易受到感染，因此强调患者要和健康人隔离，尽可能分房居住，不能分房居住的建议分床或分头睡。

以上的传染方式固然应该注意，但现代研究对排菌患者说话、咳嗽、打喷嚏排至空气中的微滴核的传染性引起了更多的重视。通过对呼吸道传播机理的研究显示，排菌患者平时大声谈笑、唱歌、咳嗽、打喷嚏时，会把带传染性的唾沫飞沫（微滴核）散播于空气中，它的颗粒在5微米以下，可以直接通过呼吸道进入肺泡引起健康人的感染。肺结核患者在呼吸时所散布的具有潜在传染性的微滴核数量与呼出气体的速度有关系。正常呼吸时，患者向周围呼出的微滴核数量较少，但一次咳嗽可以使具有传染性的微滴核增加到3 000个，这相当于大声说话5分钟内排放出的微核颗粒数，而一次喷嚏排放出的微滴核数目可高达100万个。

咳嗽次数多少与传染性大小有密切关系，有人曾观察过患者夜间咳嗽情况及同屋睡觉小儿结核菌素阳转率，结果咳嗽次数多者小儿结核菌素的阳转率就高。除咳嗽次数外，有痰咳嗽和无痰咳嗽的传染情况也不一样，排菌患者咳嗽时，如果有痰排出，患者家庭中与他密切接触的小儿结核菌素试验的阳转率比与一个干咳无痰患者密切接触的小儿的阳转率明显要高。

当肺结核患者经过化学药物治疗后，他的咳嗽症状也会随之好转。有调查发现治疗达到 1 个月时，半数以上患者的咳嗽症状消失，治疗达到 3 个月，咳嗽症状会全部消失；同时化疗后痰中结核菌数量也随之减少，说明合理的治疗可以减少患者传染性，也就是说减少了传播的机会。

7. 谁是肺结核的传染源？

结核病是一种慢性传染病，但并不是所有结核患者都具有传染性，一般来说，具有较强传染性的肺结核患者才是结核病的主要传染源。

结核菌一旦被吸入到人体的肺部，如果个体的抵抗力较强，结核菌的繁殖过程会受到抵抗力的抑制，通常就不会大量繁殖造成严重的破坏，也就不会发生结核病，或仅仅发生很轻微的结核病，这类结核病，有的人甚至完全没有感觉，在检查时发现肺部有结核病侵犯后自行痊愈而产生的钙化点。

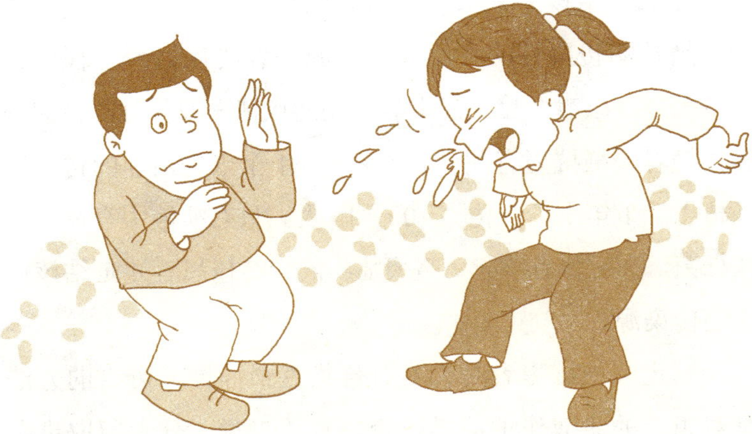

对于抵抗力较差，或一次性吸入了大量的结核菌的人（如果一个结核病患者正在打喷嚏而没有转过头去，你正好面对着他，距离又很近时），身体内的抵抗力可能就不足以抑制或杀灭入侵的结核菌的繁殖，结核杆菌会在他的体内大量繁殖，迅速地在肺部造成损害，这种损害使得肺部原本像海绵一样有弹性而且有气体交换功能的肺部组织变得像奶酪一样脆弱易碎，这种干酪性的组织很容易溶解而形成肺部空洞，结核杆菌会在空洞中继续大量繁殖，此时的患者在咳嗽、咯痰时，会排出大量的结核杆菌，这类患者所咳出的痰中通过涂片检查可以检测出结核杆菌，因此被称为涂阳肺结核患者，他们是结核病的主要传染源。患者痰中的结核杆菌越多，他传染的危险性越大。有的情况下，一部分结核菌会进入被破坏了的肺部血管，随着血流到达全身的各个部位，如脑（造成脑膜炎或脑结核瘤）、骨（造成骨结核）、肾（造成肾结核）等。

结核病传染性的大小和传染源患者的病情严重程度、排菌量多少、咳嗽频度、患者居室的通风情况及接触的密切程度和接触者的抵抗力有关。研究表明，1个未经治疗的传染性肺结核患者1年中可能传染10～15人。只有痰液中存在大量结核杆菌，同时伴有咳嗽、咯痰症状的肺结核患者才是结核病的主要传染源。

判定肺结核患者是否具有传染性最简便、可靠的方法就是对患者的痰液作细菌学检查。具体来说，分别留取患者三份痰液标本，分别进行特殊的痰涂片抗酸染色，然后在显微镜下进行检查。如果发现抗酸杆菌，就表示这位肺结核患者的痰液中每毫升至少有5 000～10 000条结核杆菌。这位患者叫痰涂片阳性肺结核。也就是肺结核的主要传染源。当然，仅痰培养阳性及少数痰涂片阴性的肺结核患者也具有一定的传染性，但不是结核病的主要传染源。

肺外结核病一般不具有传染性，如：骨结核、肠结核等。

8. 哪些人是肺结核的高风险人群?

所有的人群对结核菌都是普遍易感的。但对某些人群应特别注意是否感染了肺结核。包括以下人群：

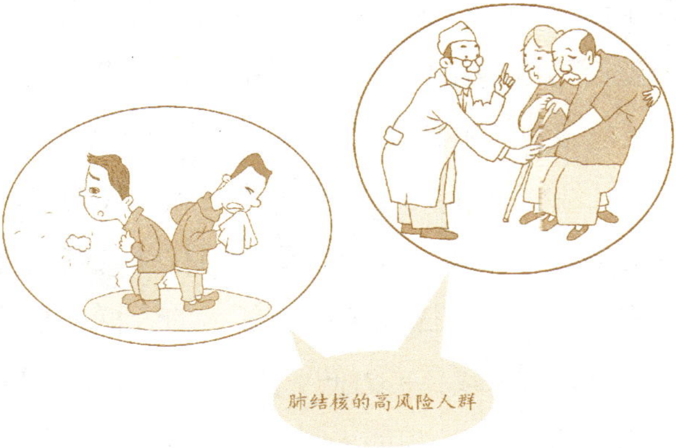

（1）涂阳肺结核患者的密切接触者人群：涂阳肺结核密切接触者是结核病非常确定的高危人群，与普通人相比具有更高的感染率和发病率。这些密切接触者通常包括共同居住的家人、同一办公室的同事、同寝室的同学，也包括共同在封闭的空间（如飞机）中居留达一定时长（通常为8小时以上）的人群。由于他们与涂阳肺结核患者有较长时间的亲密接触，患者在谈话、咳嗽、打喷嚏时排出的结核菌很容易被他们吸入，而吸入后是否发病则会由多个影响因素共同作用而决定。如吸入时密切接触者与患者之间的距离，密切接触者与患者一次性接触时间的长短，密切接触者与患者总体接触时间的长短，吸入时所处的环境通风情况，一次吸入的细菌量，密切接触者对结核菌的敏感程度、细菌的毒力等。一旦吸入的细菌量过大或密切接触者的抵抗力不足以抵抗结核菌的繁殖，他们就有可能发病而变为结核病患者。

（2）免疫力低下的人群：在结核菌的发病机制中，并非所有吸入了结核菌（即被感染者）的人，其体内的结核菌都会大量繁殖而形成肺结核。在人体中，存在天然的抵抗力，可以对抗结核菌的繁殖和侵害。因此，即便我国估算有5.5亿人已经感染了结核菌，但每年发病的患者人数仅为130万左右。而这些发病的患者，其发病的重要原因往往与其自身的免疫力低下有密切的关系，因此免疫力低下的人群也是肺结核的高危人群。常见的导致免疫力低下的原因和人群包括：

1）患免疫缺陷性疾病的人群，此类人群主要包括艾滋病毒感染者及艾滋病患者；

2）各种危重症患者，如心衰、肝肾功能衰竭患者；

3）由于肿瘤、血液病等原因接触放疗、化疗的患者；

4）由于各种原因而需长期服用皮质激素的患者；

5）肺部原有严重病变的患者，如矽肺、尘肺患者；

6）老年人往往由于机体的功能退化而出现抵抗力低下。

（3）从未接触过结核菌的人群：从未接触过结核菌或从未接种卡介苗的人群，往往对结核菌也缺乏抵抗力，这类人群常包括5岁以下的婴幼儿、来自偏远山区的少年儿童等。

（4）有可能长期反复接触结核病患者的人群：主要包括医务人员，尤其是综合医疗机构中呼吸科门诊和呼吸科病房的医务人员，由于潜在的结核病患者在确诊前往往先到这些部门就诊，这些患者有可能已经是结核菌的排菌患者，而使医务人员可能成为结核病的高危人群。

9. 每年的世界结核病防治日是哪天?

每年的3月24日是世界结核病防治日。在世界结核病防治日前夕，全球包括我国各地都会举办一系列有关肺结核防治的宣传活动，向公众传播结核病知识，以呼吁各界人士和大众关注结核病，形成全社会参与，共同防治结核病的社会氛围。

1882年3月24日是世界著名的德国科学家科赫在柏林宣布发现结核菌的日子。当时结核病正在欧洲和美洲猖獗流行，由于科赫发现了结核菌，为以后结核病研究和控制工作提供了重要的科学基础，为可能消除结核病带来了希望。尽管20世纪40年代有效的抗结核药物已经问世，但世界大多数病人仍不能得到有效的治疗服务。从1882年科赫发现了结核菌以来至少有2亿人被结核病夺去了生命。

1982年3月24日由国际防痨协会和世界卫生组织倡议、各国政府和非政府组织举办纪念罗伯特·科赫发现结核菌100周年活动，国际防痨协会的会员之一非洲马里共和国的防痨协会提议，要像其他世界卫生日一样，设立世界防治结核病日。这个建议后来被国际防痨协会理事会采纳。从那时起，国际防痨协会和世界卫生组织就开始举办各种纪念活动，但局限在一定的活动范围，缺乏大规模行动。

1993年4月23日世界卫生组织在伦敦召开第46届世界卫生大会，会上通过了“全球结核病紧急状态宣言”。要求世界各国采取紧急措施，积极与结核病危机作斗争，并希望加强对防治结核病的宣传，以唤起各国对控制结核病疫情的高度重视。

1995年年底世界卫生组织为了更进一步推动全球结核病预防控制的宣传活动，唤起公众与结核病作斗争的意识，与国际防痨协会及其他国际组织一起倡议，要提高这个重要日子的影响力。

1996年2月8日中国卫生部发文，要积极响应世界卫生组织的建议，积极开展“3.24世界防治结核病日”的宣传活动。

10. 哪些是肺结核的症状？

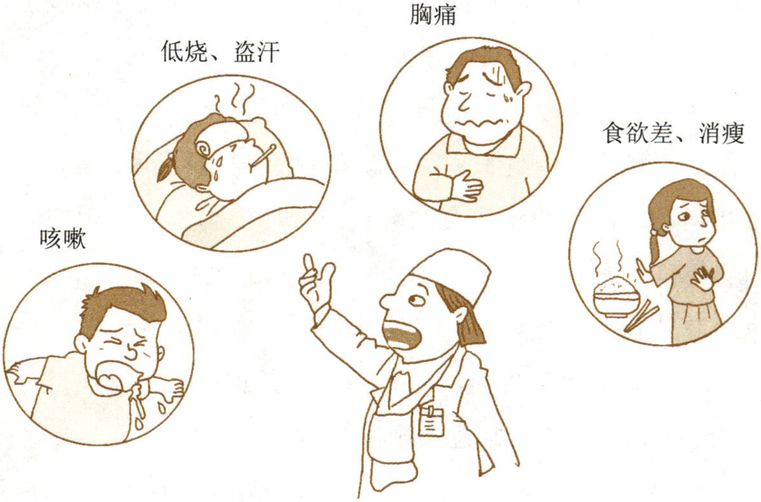

结核病是一种慢性传染病，也是一种全身性疾病，人体

各个器官都可以患结核病，最常见的是肺结核。肺结核早期因症状轻微，患者大多自觉没有什么不适的感觉，一般不会引起注意。只有在病情进展时才会出现症状。

由于肺结核是结核菌侵犯肺组织，因此最常见的还是呼吸道症状，其中咳嗽、咯痰是肺结核的最多见的局部症状。早期咳嗽可以很轻，常常偶而咳一、二声。当病变进展时，咳嗽可以加重；如果伴发有支气管内膜结核，咳嗽则会非常剧烈，有时可能发生呛咳。起病初期大多数患者咯痰不明显，或者仅有少量的白色黏液痰，但在病变扩大甚至肺部有空洞时痰量就会增加。在混合有其他致病菌感染时，痰量也会增多，可出现黄脓痰，而且还可伴随全身症状，出现发热寒颤等现象。咯血和痰中带血也是肺结核的常见症状，这是由于病变侵袭肺部血管所致，在患病过程中约有半数的患者有不同程度的咯血。当结核病变侵犯了胸膜尤其是波及壁层胸膜时，还会出现胸痛。当结核病灶广泛、渗出性胸膜炎并出现大量积液或肺组织遭受严重破坏时，可出现气急、呼吸困难等症状。也有一些患者始终没有症状，只是在健康检查时被发现的。

咳嗽、咯痰是所有呼吸道疾病都可能出现的症状，但如果是感冒常可在一周内治愈，呼吸道炎症在抗炎治疗两周内也可治愈或有明显的好转，但如果是肺结核引起的咳嗽、咯痰，常常要超过两周以上。因此，咳嗽、咯痰两周以上或有咯血、痰中带血就应高度怀疑是患了肺结核。

除了呼吸道症状外，肺结核患者可能出现全身不适、发热、乏力、易疲劳、食欲差、盗汗等症状，时间长了体重还会下降，女性有时还会出现月经不正常。

发热是很多疾病都可以出现的常见症状之一，但肺结核的发热，有其特点：首先，肺结核引起的发热一般是长期低热，在午后和傍晚出现，所谓低热，也就是在38℃以下，清晨可以恢复到正常体温；很多病人可以全然不知道自己在发热，有的病人可能出现厌倦和不适；其次，肺结核患者的体温可能不稳定，在工作时容易自觉发热和疲劳，休息后这些症状也不能消失；而在肺结核患者病情恶化时，则可能出现明显的发热，尤其在肺部有其他细菌感染的情况下，可以出现高热，有时体温可能达到39～40℃；而当患者身体抵抗力极度低下，例如与艾滋病毒感染并发，或者因为器官移植或其他情况使用免疫抑制剂时，结核菌可能全身播散，这时会发生持续的寒颤、高热现象；部分女性在月经前后可能有自觉发热的症状，但一般月经干净以后会恢复正常，不再有发热的感觉，而患了肺结核时，则发热症状会持续存在。

所谓盗汗，指病人在睡醒时发现全身出汗，一般发生在体质虚弱的孩子（有时正常的小孩也可能有此现象）。而在肺部病变较重的肺结核中，盗汗现象非常常见，严重的时候衣服被子都可以湿透，而且患者自觉极度疲劳和虚弱。

11. 肺结核可以治愈吗?

绝大部分的肺结核患者都是可以通过规范的治疗获得痊愈的，前提是患者积极配合治疗，严格按照医嘱服药及复查，不擅自漏服药或停用药物。

肺结核患者发现的越早，治疗肺结核越早，肺结核也就越容易被治愈。因此患者一定要树立治愈肺结核的信心，并且严格遵从医嘱，才能确保查出必治、治必彻底。

肺结核主要通过化学药物进行治疗，常用的药物包括：异烟肼、利福平、吡嗪酰胺、乙胺丁醇、链霉素；目前我国主要采用短期强化治疗，由医生全程督导，疗程一般在 6～8 个月。应用化疗应遵照以下 5 条原则：早期、联合、适量、规律、全程。

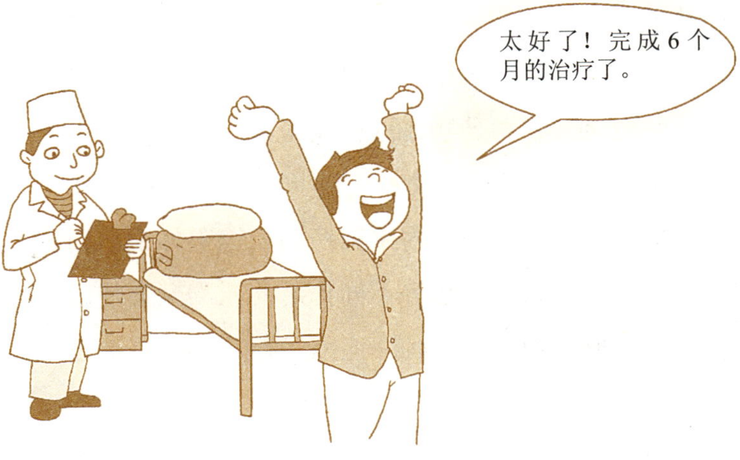

（1）早期：对任何疾病都应强调早诊断、早治疗，特别

是对于结核病而言，更应强调早期诊断、早期治疗。在肺结核的早期，肺部破坏还不是特别严重，肺泡内主要是炎症细胞浸润和纤维素渗出，肺泡的结构还是保持完整的，这时候开始治疗容易恢复。因此应该尽早诊断并尽早开始治疗，这样可以避免肺部组织被严重破坏而导致的修复困难，有利于病变吸收消散。与此同时，在病变早期的时候，结核菌繁殖旺盛，体内免疫系统中的吞噬细胞也很活跃，而抗结核药物对代谢活跃、生长繁殖旺盛的细菌最能发挥抑制和杀灭作用。如果不及时治疗，可能轻度病变拖成严重病变，出现咯血、气胸、呼吸衰竭等严重并发症，甚至可能难以治愈；更有可能因为病变严重，治疗困难而出现长期排菌，一害自己，二害周围人。

（2）联合：肺结核的治疗中，治疗失败的原因往往是单一用药造成难治或耐药病人。无论初治还是复治患者均需要联合用药，一开始联合用药一般要联合四种药物，而到后期则需要联合至少二种药物，这样既可以有效避免或延缓耐药性的产生，又能提高杀菌效果。不同的抗结核药物作用于结核菌的机理不同，把细胞内杀菌药物、细胞外杀菌药物、适合酸性环境内的杀菌药物等不同作用的药物配合使用，可以使化疗方案取得最佳疗效，并能缩短疗程，减少不必要的经济浪费。

（3）适量：使用药物治疗疾病时，往往会产生不同程度的不良反应。消化系统、神经系统、泌尿系统等都可能对抗结核药物出现不良反应，尤其常见的是对肝脏的损害。如果使用药物的剂量过大，可能出现严重的不良反应，使药物无法继续使用；而剂量不足，血液浓度过低，则很难达到抑菌、杀菌的目的，还容易产生耐药性。因此在抗结核药物使用时，必须在专科医生的指导下，采用适当的剂量，才能既达到治疗的目的，又尽可能减少人体的不良反应。

（4）规律：由于结核菌是一种分裂周期长、生长繁殖缓慢、杀灭困难大的顽固细菌。在治疗上必须规律用药，如果用药不当，症状缓解就停用，必然导致耐药的发生，造成治疗失败。不规律用药使得日后治疗更加困难，对规律用药必须做到一丝不苟，一顿不漏。

（5）全程：所谓全程用药就是医生根据患者的病情判定化疗方案，完成化疗方案所需要的时间，一个疗程三个月。全疗程一年或一年半。短期化疗不少于 6 个月或 10 个月。

12. 结核病会遗传吗？

结核病是由结核杆菌引起的慢性传染病，不属于遗传病。所以结核病不会遗传，只会传染。如果一个家庭中有几个人都患了肺结核，最大的可能是这个家庭中存在一个具有传染性的痰涂片阳性的肺结核患者，并且未采取预防其他家人感染的措施，如未能经常通风，或者患者咳嗽、打喷嚏时未注意扭头掩口鼻等以保护家人，或者患者随意吐痰，痰液未进行消毒，加上这一家人可能身体抵抗力不太好，受到了结核杆菌的感染因而陆续得病，但这并非是遗传造成的。

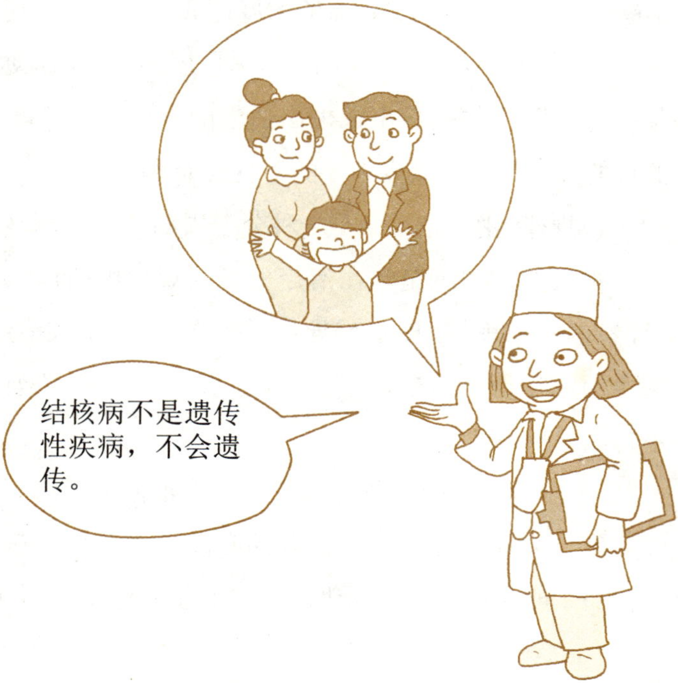

13. 哪些是促进健康的行为？

日常健康行为包括：①合理饮食，如每天的饭菜要荤素搭配，多吃青菜水果，保证一日三餐按时就餐等。②适当运动，如每天坚持跑步或散步，做有一定体力消耗的家务或农田劳动等。③充足的睡眠，成年人每天要保证 6 ～ 8 小时的睡眠，青少年要保证 8 ～ 9 小时睡眠。

避开危险的行为：①远离被污染的地方和其他危险环境。

如避开有寄生虫污染的水塘、沟渠，地震的现场，正在发生火灾的地方等；②不接触有害物质，如喷洒农药时要带上口罩等；③不吃超过有效食用期限的食物等。

戒除不良嗜好行为：不吸烟、不酗酒、不吸食毒品。

预防和自救行为：预防火灾、溺水、触电和车祸等伤害事故的行为。同时，在这些伤害事故后能够进行正确的自救和救助他人的行为。预防和自救行为能够使个人和群体远离受伤和死亡，如小孩应远离水塘避免溺水等。

合理利用卫生资源行为：定期检查身体，按时打疫苗，生病了及时看医生，按照医生的嘱咐吃药等．合理、有效地利用现有卫生保健资源，将有利于维护和促进健康。

切记卫生习惯七要，即：食前便后要洗手，外出归来要洗手；要勤换洗衣服被褥，勤洗澡，勤剪指甲；食物要新鲜；食物要烧熟煮透；生吃瓜果要洗烫；早晚刷牙，定期检查；咳嗽打喷嚏时要遮掩口鼻。

14. 哪些是危害健康的行为？

不良的生活习惯：①不良嗜好，如吸烟，酗酒、药物滥用。②不良饮食习惯，如高脂高糖、低纤维素饮食，偏食、挑食、依赖零食，嗜好烟熏、烧烤的食品，每餐吃得过饱或是饥一顿饱一顿，经常不吃早餐等。③缺乏锻炼，如久坐看电视、打麻将等，缺乏必要的运动。④缺乏基本卫生习惯，如饭前便后不洗手，早晚不刷牙等。⑤缺乏避免危害的行为，如在有毒气体环境下操作时不戴防毒面罩、骑摩托车不戴安全帽等。

不良的患病行为：不良的患病行为指在患病和疾病康复过程中表现出来的不利于健康的行为。表现为生病了害怕看医生、隐瞒自己的病情、不及时看病、不按照医生的嘱咐接受治疗、怀疑自己得了重病、过度求医问药、封建迷信。不良的患病行为不仅会影响疾病治疗、身体康复，延误病情、损害健康，还会增加将疾病传染给他人的机会。

容易导致疾病的行为模式：在日常生活中，有些因为性格或长期的习惯而形成的行为，容易导致一些慢性疾病的发生。较为典型的有下列两类行为。A 型行为：如果一个人的习惯是动作迅速、有时间紧迫感、对他人有较强的戒备心理、遇事喜欢争吵和不耐烦，长期有这样行为的人容易患冠心病，因此这类行为又称为“冠心病易发性行为”。C 型行为：如果一个人的行为表现为情绪很压抑、遇事喜欢自我克制、逆来顺受、善于忍让、回避矛盾，心里有气却强压怒火、爱生闷气，长期有这样行为的人容易患胃癌、宫颈癌、食管癌、结肠癌等癌症。因此这类行为又称为“癌症易发性行为”。

切记卫生习惯七不要，即：不要随地吐痰；不要吃半生不熟的水产品或海产品；不要喝生水；不要吃无证摊贩的不洁食品；不要用脏手直接拿食品吃；不要暴饮暴食；患传染病的患者家庭不要自办家庭筵席宴请客人。

15. 为什么要定期体检？

健康和疾病是一个动态变化的过程，受多种生物、心理和社会环境因素的影响。我们每个人的身体状态不是也不可能是一成不变的。当感觉不舒服或身体有异常反应的时候，很多疾病已经错过了治疗的最佳时机。而通过定期的体格检查可以发现我们是否患有潜在的疾病，以便进一步进行专科检查，及时采取预防和治疗措施。

体检的时间间隔和项目选择因人而异，要区别对待，根据自己的年龄、性别、职业、健康状况和家族病史等进行全面考虑。

1 岁以内的婴儿，在 3、6、9、12 个月各检查一次。前三次检查的项目主要是身高、体重等体格测量和评定、心肺听诊；在第 12 月的检查，还包括智力测定和血常规检查。

1 岁至 3 岁的幼儿每半年要体检一次，体检项目包括身高、体重等体格测量和评定、心肺听诊。

3 岁至 18 岁的儿童青少年应该每年做一次体检。一般体检项目包括身高、体重、肺活量、血压、视力、沙眼、口腔（龋齿、牙周疾病）、心脏、肺、脊柱、平足、血红蛋白等。营养不良和肥胖、近视、龋齿、贫血、心理卫生等是青少年中普遍存在的健康问题，如果每年详细进行一次体检，这些问题是可以预防的。由于儿童青少年属于特殊的年龄段，不同时期体检的侧重面也是不同的。

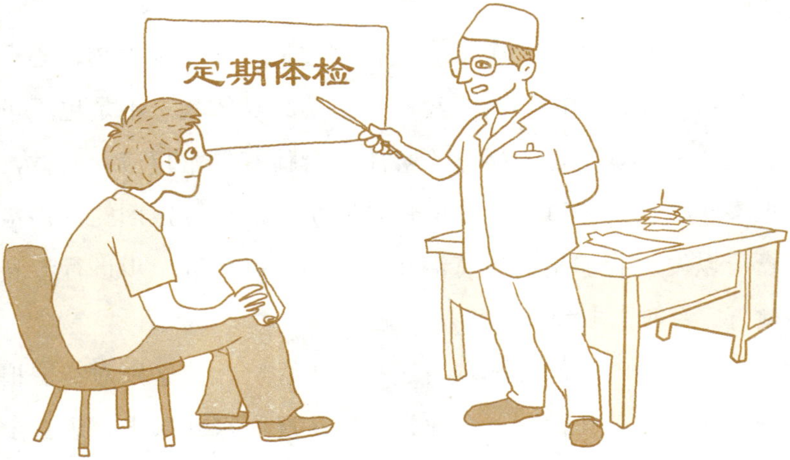

青壮年：每1～2年检查一次。体质较差尤其是有高血压、冠心病、糖尿病、精神病和肿瘤等带有遗传倾向疾病家族史的人，至少每年检查一次。

中老年：身体进入多事之秋，各种疾病的患病率明显增加，因此，检查的间隔时间应缩短至半年左右。特别是步入60岁的老年人，间隔时间应在3～4个月左右，检查项目由医生酌情决定，但每次都应检查血压、心电图、X线胸透和血尿便常规。由于糖尿病的发病率近年内显著增高，中老年人尤其是有肥胖、高血压、冠心病病史者，应检查尿糖及血糖。如果有条件，最好每次都能由固定的医生主持检查，以便全面、系统地掌握受检者的健康状况和对受检者进行保健指导。参加体检者自己应准备一个健康体检手册（或由医院制备），每次都应认真填写。

已婚妇女每年还应定期进行子宫、乳腺、宫颈涂片检查，以早期发现宫颈癌和乳腺癌。计划怀孕的妇女建议作 HIV 测试。

从事与有毒有害物质密切接触工种的人群，除了常规检查项目之外，还应定期专项检查，以便早期发现职业病。

16. 健康的标志是什么？

我们如何衡量自己的健康水平呢？世界卫生组织认为，自我衡量健康有十个具体标志：

（1）精力充沛，能从容不迫地应付日常生活和工作；

（2）处事乐观，态度积极，乐于承担任务不挑剔；

（3）善于休息，睡眠良好；

（4）应变能力强，能适应各种环境的变化；

（5）对一般感冒和传染病有一定抵抗力；

（6）体重适当，体态匀称，头、臂、臀比例协调；

（7）眼睛明亮，反应敏锐，眼睑不发炎；

（8）牙齿清洁，无缺损，无疼痛，牙龈颜色正常，无出血；

（9）头发光洁，无头屑；

（10）肌肉、皮肤富弹性，走路轻松。

当然，人的一生中不可能不得病，也会有紧张、压力等负面情绪、情感以及心理压力，还可能遇到对工作、生活环境的暂时不适应，一个人很难长期保持完满的健康状态，总会存在这样或那样的不完美。有一点不完美并不就意味着不健康，也不意味着健康遥不可及，多数情况下只是表明你的健康状态尚有完善的必要。健康的定义告诉我们需要努力的目标，引导我们掌握基本的健康知识和技能，不断完善自我，以积极的态度生活，从而达到更全面、更高的健康水平。

健康是人的一生中一切成功与幸福的基础。有一个形象的比喻，把健康看作是“1”，把成功、幸福等看作跟在“1”后面的“0”。当你拥有“1”时，“0”越多意味着你的成就越多。如果“1”不存在，“0”也就失去了意义。所以，对于健康这一人生发展事业、实现自我价值、享受幸福生活的资源和基础，我们应当万分珍惜，悉心维护。

第二部分　预防篇

17. 什么是卡介苗？

卡介苗是用于预防结核病的疫苗，它是一种减毒的活菌苗，把它接种到人体上，可以使人产生对结核菌的特异的抵抗力。由于这一疫苗是由两位法国学者卡迈尔和介兰发明的，为了纪念发明者，将这预防结核病的疫苗定名为“卡介苗”。

我国将卡介苗确定为新生儿的法定接种疫苗，它对于婴幼儿有比较好的保护作用，可以预防婴幼儿患结核性脑膜炎和血行播散性结核等非常严重的结核病。但这种抵抗力维持的时间不够长，一般儿童到 15 岁以后，疫苗就不再能起到保护性的作用。迄今为止，没有足够的科学证据能确切地证明再次接种卡介苗可以对成人起到预防和保护作用。

卡介苗对于预防结核性脑膜炎和播散性结核有 75% ～ 86%

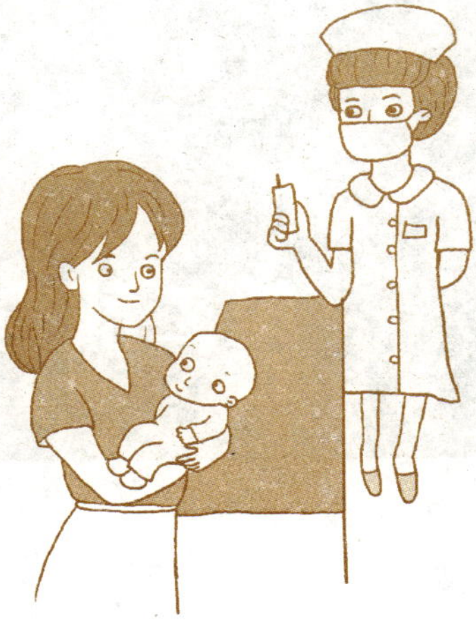

的效果。世界卫生组织仍建议结核病高负担国家为新生儿接种。我国是世界上22个结核病高负担国家之一，结核杆菌受感染人数超过4亿。基于我国的结核病流行情况，接种卡介苗后预防结核性脑膜炎和播散性结核的收益仍超过其产生不良反应的风险，因此，新生儿仍接种卡介苗。接种卡介苗对儿童的健康成长很有好处。

18. 接种卡介苗会有什么反应及如何护理?

皮内接种卡介苗后2～3天内，在接种部位的皮肤上略有红肿，为非特异性反应，会很快消失。大约两个星期后，局部有产生红肿的丘疹样硬块，有时软化为白色小脓包，以后自行溃破形成浅表溃疡，一般不超过0.5厘米，有少量脓液，然后逐渐结痂，痂皮脱落后留有轻微疤痕，前后历时2～3个月，是卡介苗的正常反应。

接种卡介苗后，孩子日常的穿衣、洗澡、正常运动均不会受到影响。我们应该注意的是，保持注射局部清洁卫生，不能给孩子穿太紧身的衣服。发现注射部位有脓液流出时，可用无菌纱布或棉花拭净，不要挤压，若分泌物多可搽淡盐水帮助消毒，使溃疡干燥结痂。注意保护好痂皮，待其自然脱落。因可能导致局部继发感染，延长愈合的时间，故不可自行把痂皮抠去。极少数人会出现严重皮疹、紫癜、休克等异常反应，这个时候要及时诊治。

接种卡介苗后还会引起接种部位附近的淋巴结肿大（多为腋下淋巴结肿大），这是正常反应，随着接种部位的愈合，肿大淋巴结也会自行消退。可把在温水中泡过的热毛巾敷在其腋下，每日 3 次。由于婴幼儿的皮肤娇嫩，注意毛巾的温度不能太高，略高于体温即可。家长可先用自己的手背测试体温，比大人能耐受的温度略低即可。当然，热敷过程中要随时察看孩子，避免出现意外。如果有脓疡形成，可以请医生用注射器将脓液抽出，促进愈合，一般不会对孩子的健康有影响。

如果早产儿家中没有传染源，最好在出生 6 个月后再接种卡介苗。如果半年内体重已经超过 2 500 克，经医生检查发育正常的也可以接种。出生后有黄疸的新生儿暂时不要接种，应完全恢复正常时再接种。

19. 为什么有些人接种卡介苗后仍会得结核病?

父母们常常会遇到如此困惑，我的小孩出生时已经接种了预防肺结核的卡介苗，但是不知为什么还是得了肺结核，让人不禁质疑卡介苗的质量。究竟是什么原因使卡介苗失效用呢？让我们拨开“卡介苗”的疑云，一起来谈谈卡介苗的预防。

首先需要注意的是，卡介苗能有效保护儿童，但对成人保护能力要弱得多。卡介苗可预防婴儿和儿童肺外血源播散性结核，例如，结核性脑膜炎和粟粒性结核，效果可达80%，而预防成人肺结核效果则较差。因此，国家将卡介苗预防接种作为新生儿必须接种的计划内免疫疫苗之一。

其次，接种技术是否正确也会造成接种效果的不同。另外，从接种卡介苗到身体内产生抗结核菌的免疫力约需 2 ～ 3 个月时间，在这段时间内，基本上没有对结核菌的抵抗能力。所以，儿童在接种卡介苗 3 个月后，应做结核菌素试验，阴性者可能是无效接种，可考虑尽快补种。6 岁以下儿童如确实未接种过卡介苗，且 PPD 反应阴性者，也可考虑予以补种。

再次，由于个体基因型的差异，部分人群可能对该菌苗无免疫应答，根本产生不了抗体；或仅产生很少的抗体，这样也是卡介苗无效接种的原因之一。严重营养不良、免疫缺陷、长期慢性疾病等也是卡介苗不能产生抗体的影响因素。

另外，卡介苗毕竟是一种减毒活菌苗，如果温度、湿度、保存方式等不科学，即便接种上，也不会产生免疫效果。

以上种种因素，会造成接种卡介苗以后对预防结核病的效果不同，以致有些人接种卡介苗以后仍会得结核病。我们必须建立其一种观念，就是接种卡介苗并非终身免疫。卡介苗的主要作用在于其大大降低了儿童患粟粒性肺结核、结核性脑膜炎等重症结核的概率，但不能保证接种者终身不患结核病。所以，在现有的条件下，即便人们已经接种了卡介苗，也不可觉得万事大吉，放松警惕，仍需要注意结核病的预防。

20. 结核病能预防吗？

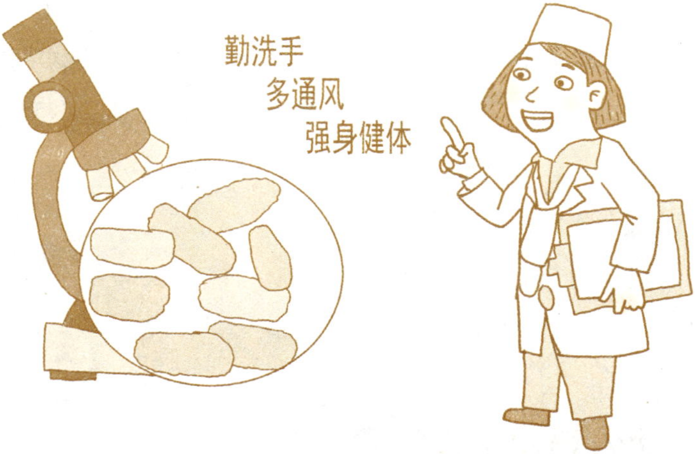

勤洗手、多通风、强身健体可以有效预防肺结核。人人都有可能患上肺结核。目前全球范围内尚未开发出针对成人的有效疫苗。因此要养成良好的卫生习惯，勤洗手、勤开窗、多通风，养成健康生活方式，均衡饮食、多做运动、增强体质，这些措施都可以有效地预防肺结核。咳嗽喷嚏掩口鼻、不随地吐痰可以减少肺结核的传播。

早发现、早治疗，治愈传染源，减少结核菌传播的机会。尽快发现并治愈具有传染性的肺结核患者，及时发现、隔离和治疗患者。出现咳嗽、咯痰两周以上，经抗炎治疗无效的疑似肺结核患者，要到指定的结核病防治机构诊治，国家对肺结核患者是实行免费检查、免费治疗。坚持正规治疗，绝大部分肺结核患者能够治愈。

肺结核的主要传播途径是飞沫传染。开放性肺结核患者在咳嗽、喷嚏、大声谈笑时喷射出带菌的飞沫而传染给健康人。患者如随地吐痰，待痰液干燥后痰菌随灰尘在空气中飞播而传染。凡痰中找到结核杆菌的患者外出应戴口罩，不要对着别人面部讲话，不可随地吐痰，应吐在手帕或废纸内，集中消毒或用火焚烧灭菌。

对已感染结核杆菌并有较高发病可能的人需在医生指导下进行药物预防。

21. 什么是预防性治疗？

对于一些特殊人群，如果经检查已经明确感染了结核菌的人，即使他们没有症状，也可以通过短期服药来避免他们的发病，这种方法被称为“预防性治疗”。在我国已经感染结核菌的人数已经达到45%，因此广泛采用药物预防是不适宜的，但是对特殊人群或重点对象进行药物预防是非常必要的，这样可以减少结核病的发生。其主要原理为：当一个肺结核患者排菌，且与他密切接触的人在抵抗力较低时，结核菌很容易在他的体内大量繁殖，使其成为新的肺结核患者，甚至是新的传染性肺结核患者。而预防性治疗目的主要是通过让这些密切接触者服用抗结核药物来减少发病的危险，从而尽可能避免他们成为新的患者。预防性治疗的方法是，让患者服用一种或两种抗结核药物，不同的预防性治疗方案服用时间不等，一般为2～3个月，长者可为6～12个月。但目前对于预防性治疗是否能够非常有效地控制这些密切接触者的发病，还存在不一致的观点。因此预防性治疗一般只应用于以下几种情况：①艾滋病毒感染者；②与涂阳肺结核患者接触密切，而且结核菌素试验阳性的幼儿和青少年；③结核菌素试验结果阳性，并且是糖尿病、长期使用激素、长期使用免疫抑制剂的患者；④结核菌素试验结果强阳性者。

22. 学校和集体生活环境中发现肺结核患者后应该怎么办?

集体生活场所，由于人员居住密集，一旦出现一个传染性肺结核患者，就很容易相互传染而造成结核病暴发流行。因此，在未发现结核病患者之前，应注意房间内居住人员的密度不要过多，要注意采取房间通风等措施来预防结核病。

在发现房间有传染性的结核病患者之后，需要采取以下措施：①尽快地使肺结核患者离开集体环境并接受正规的抗结核治疗。②对房间进行居室消毒。③保持通风及阳光充足。④同室居住的人员都属于密切接触者，应注意自身是否有咳嗽、咯痰的症状，尤其是这些症状超过两周时，应及时到医院就诊进行检查，一旦诊断为肺结核，应立即治疗。

对发生疫情的学校，要加强环境的清扫与消毒的工作。对确诊病例和疑似病例的痰液严格进行消毒；对病例生活、学习、居住的环境定期进行消毒；并要加强开窗通风换气，保持空气流通。对患者使用的被褥等物品要进行晾晒，对居住房间的空调进行必要的清洗。

23. 哪些人是肺结核患者的密切接触者？

结核病具有传染性。当一个肺结核患者排菌时，与他密切接触的人（如共同居住的家人、同一办公室的同事、同寝室的同学等）最容易吸入大量的结核杆菌，这类人被称为密切接触者。这些人很可能因与患者的近距离接触而被较大量的结核菌感染，因此比其他的人更容易发病，应该引起特别的注意。医生会询问涂阳肺结核患者的亲属或同事的一些情况，尤其是这些亲属或同事是否出现了咳嗽、咯痰超过两周的结核病可疑症状，如果已经出现可疑症状，国家有免费为他们进行检查的相关政策。对于未出现可疑症状的密切接触者，尤其是儿童，可以通过进行结核菌素试验来测试是否感染了结核菌。

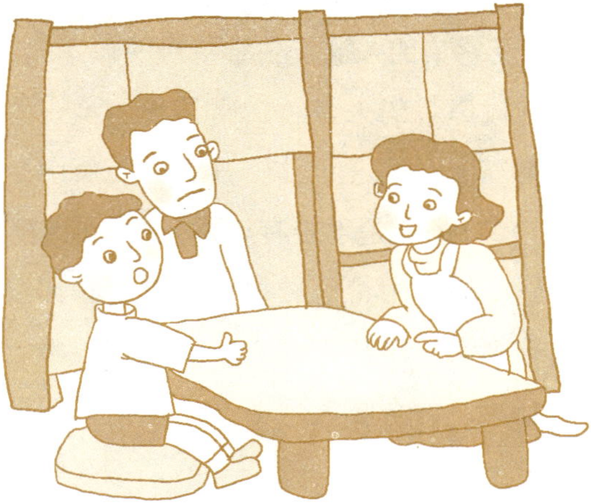

密切接触者通常包括几类人员：①与患者共同居住的家属，或密集居住空间里的共同居住的人（如民工宿舍、学生宿舍、监狱监舍）；②与患者同办公室工作的同事，同教室学习的同学；③与患者短期在密闭空间接触的人，如长程航空飞行中与患者距离很近的人。由于他们与患者的接触时间长，常常处在同一个密闭的空间，因此更容易被传染上结核。这些肺结核的密切接触者应经常注意自己是不是出现长期咳嗽、咯痰的症状，一旦出现的话，应尽快到医院进行相关的检查，以免延误诊断和治疗的时机。

24. 接触过结核患者就一定会得结核病吗？

健康人受到结核菌感染后，不一定发生结核病。是否发生结核病，主要与感染结核菌的数量和毒力的大小以及身体抵抗力的高低有关，结核菌毒力强而身体抵抗力又低则容易发生结核病。受感染的人群发生结核病的概率大约为10%。

接触肺结核患者的人是否会得结核病，主要取决于以下几个因素：第一，要看这个肺结核患者的痰中是不是会带有结核菌，有一部分患者是不带有结核菌的，他们没有传染性；第二，即使患者的痰中带有结核菌，也要看你接触时吸入的结核菌的量有多大；距离近或者患者正在咳嗽、打喷嚏时，如果你在他身边，你会吸入更多的结核菌，因此应当避免这种情况的发生；而一个人，无论自己是不是肺结核患者，如果要咳嗽或打喷嚏时，也应该尽可能转过头去，并用手或纸巾捂住口鼻，以避免传染别人；第三，即使你已经吸入了比较大量的结核菌，也还需要看你自身抵抗力的高低；如果你的抵抗力够高，可以抑制结核菌在体内的繁殖，并杀死它们，而如果抵抗力不高，则结核菌会大量繁殖生长，对肺部造成破坏，形成肺结核。因此，一些抵抗力较低的人，如老年人、服用免疫抑制剂的患者、抵抗力低下的艾滋病患者，都更容易患上肺结核。

25. 什么是肺结核密切接触者筛查？

我国出台了政策，对具有传染性的肺结核患者（涂阳肺结核）的密切接触者进行筛查，以便帮助更早地发现这些人中的肺结核患者。肺结核密切接触者筛查程序如下：①接诊医生需对新登记的涂阳肺结核患者进行有关密切接触者的宣传教育，告之密切接触者检查的重要性，并询问与涂阳肺结核患者密切接触的家属及非家属的基本信息，及时登记在“涂阳肺结核患者密切接触者登记本”上。②通过询问涂阳肺结核患者或电话联系，了解其密切接触者是否有肺结核可疑症状，将症状筛查结果填写在涂阳肺结核患者密切接触者登记本上。对于陪伴患者就诊的密切接触者，医生应当在患者就诊时进行面对面的讲解。③请患者将结核病防治宣传材料转交给密切接触者，并通知有肺结核可疑症状的密切接触者到结核病防治机构做进一步检查。检查方法包括痰涂片显微镜检查、痰分枝杆菌培养、胸部影像学检查（肺结核可疑症状者直接拍胸片检查、转诊者有两周内片子可借阅、成人拍胸部正位片一张、0 至 14 岁儿童肺结核可疑症状者结核菌素试验强阳性者拍胸部正位、侧位一张）。结核菌素试验 、已确诊的活动性肺结核患者的检查（治疗前痰涂片、胸片、血尿常规、肝功能、心电图检查；治疗）。

26. 肺结核患者的密切接触者出现了咳嗽、咯痰症状应该怎么办?

如果密切接触者也出现了咳嗽、咯痰两周以上的肺结核可疑症状，应及时到医院诊治。及时诊治肺结核，患者症状较轻，对身体造成的伤害较小，康复较快。并且肺结核患者在发现和治疗之前的传染性最强，而一旦开始治疗 2 ～ 3 周后传染性就大大下降，因此及时诊治可大大降低传染家人和亲友的概率。

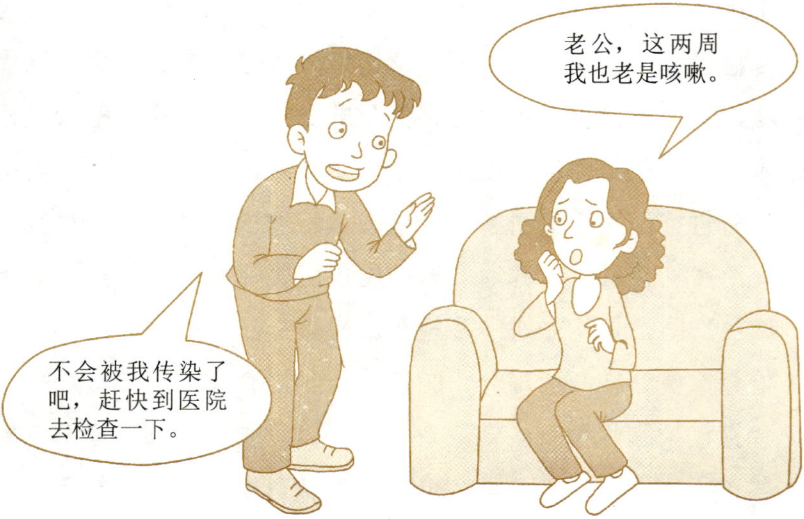
老公，这两周
我也老是咳嗽。
不会被我传染了
吧，赶快到医院
去检查一下。

27. 有哪些方法可以杀灭结核菌?

结核菌的生存力较强，在室温和阴暗处，干燥的痰内的结核菌可以存活 6 ～ 8 个月，黏附在飞扬的空气尘埃中的结核菌可以保持传染性 8 ～ 10 天。结核菌一般对低温比较耐受，在 -6℃左右可以存活 4 ～ 5 年。

结核菌对于干热比较容易耐受，在阳光下曝晒 2 ～ 7 小时，或 100℃下需 4 ～ 5 小时，结核菌才能被杀灭，结核患者用过的东西，可以放在强阳光下直晒半日，基本上可以达到消毒的目的。而当湿热情况下，结核菌更容易被杀死，在 60℃ 30

分钟，或70℃ 10分钟，80℃ 5分钟及90℃ 1分钟，就可以杀死结核菌，因此煮沸和高压蒸汽消毒是最有效的杀灭结核菌的方法。

暴露的结核菌在与70%的酒精接触5～30分钟后可以被杀死，因此可以使用酒精来进行皮肤消毒。此外，常用的"84"消毒液，用0.5%的浓度，15分钟可以杀死结核菌。但是如果结核菌是混在痰液中的，则酒精或"84"消毒液的效果不佳。

28. 得了结核病对家庭成员和同事有什么影响及应采取什么保护措施?

得了结核病最担心的问题是怕传染别人，同样与病人的接触者最害怕被传染。因此，预防传染和采取保护措施是必要的。

首先病人应积极治疗，当病人发现结核病后并及时得到有效的化学药物治疗，痰中的结核菌数量数日内急剧减少，咳嗽症状也减少和消失，可见结核病人的传染性在化疗后很快减少和消失。这是最积极的预防传染的措施。结核病人开始化学药物治疗后，如痰菌阴性、无明显症状、体力能承担一般工作，可以边工作边治疗。

病人在开始治疗的两周期间内因痰中可能尚有结核菌存在，最好单独居住，减少与别人的接触，特别是儿童的接触。

养成良好的个人卫生习惯，这包括不对人咳嗽，病人最好戴口罩，不随地吐痰，痰多时最好准备专用痰瓶。经常开窗通风，尤其是病人居住的房间，以减少含结核菌微沫的浓度。

29. 如何保护呼吸道？

我们的呼吸道从口、鼻开始，到咽部、喉部、气管、支气管和肺。喉部以上属上呼吸道，喉部以下则属下呼吸道。普通感冒、流感等属于上呼吸道感染，而肺炎、SARS 属于下呼吸道感染。呼吸道可以对进入肺内的空气进行湿化和加温，呼吸道黏膜分泌的少量黏液可以阻止空气中的尘埃和细菌进入肺，起到了保护肺脏的作用。一个成人，在安静状态下，每天要有 12 000 升新鲜空气通过呼吸道进入肺，以供给机体氧气。空气中的细菌、病毒等各种致病微生物及其毒素就是通过这个途径感染呼吸道、通过呼吸道进入肺脏或血流。

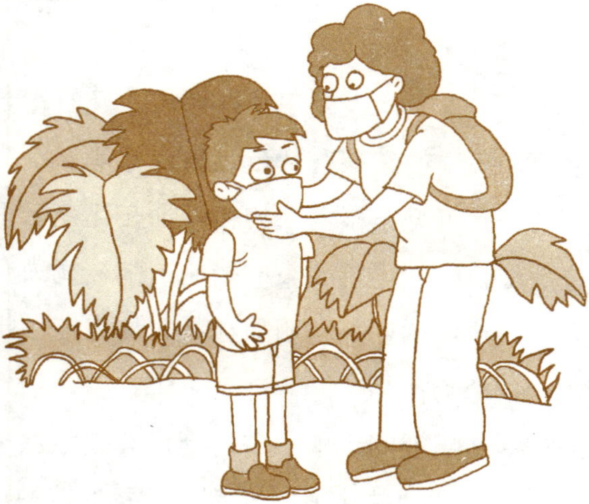

呼吸道传

染病大多容易在冬春季流行，因为冬天天气寒冷，人们爱在室内活动。室内空气不流通，人员聚集，人与人的接触增多。人口稠密的地方发病率高。因此在呼吸道传染病流行季节，应增加室外活动，注意锻炼身体；室内经常通风换气；尽可能少去公共场所；注意天气变化，及时增减衣服。在冬春季节，空气较干燥，应该多饮水，多吃水果、蔬菜，使体内有充足的水分，呼吸道湿润，才能免遭细菌或病毒的感染。感冒、流感等呼吸道传染病流行的季节，到人员密集的公共场所或医院时，可以戴上口罩，保护呼吸道，预防呼吸道传染病。

呼吸道传染病如流行性感冒、流行性脑膜炎、百日咳、猩红热等，都可以通过空气经呼吸道，以人传人的方式传播。患呼吸道传染病，呼吸道的分泌物会明显增多，在大量分泌物的刺激下，人就会出现打喷嚏、流鼻涕、咳嗽、咯痰等症状，而这些分泌物中又带有大量的致病微生物，人吸入后，在一定条件下就可能致病。例如：一个肺结核病人打一次喷嚏就可将100万个结核杆菌传播到空气中，健康人群吸入带结核杆菌的空气就容易感染结核病。

因此，我们要提倡掩住口鼻打喷嚏的文明习惯，摒弃随地吐痰的恶习。

30. 如何选择合适的防雾霾口罩？

当预报有或已经出现雾霾天气时，应减少户外活动，特别是年老体弱多病的人，以免吸入更多的大气污染物。人们外出时应戴好口罩，以减少雾霾中有害物质对人体的危害。

普通的纱布口罩防护空气中的颗粒物效果最差，仅可以把大的颗粒阻挡住，但是直径小于 5 微米的颗粒物就无能为力了，更不用说 $PM_{2.5}$ 颗粒物。

医用外科口罩和医用一次性口罩可以阻挡直径大于 4 微米的颗粒，医学实验证明，对于 0.3 微米的颗粒物，医用外科口罩透过率为 18.3%，普通一次性医用口罩为 85.6%，说明这两种医用口罩对雾霾中细小的颗粒物阻挡效果有限。

$PM_{2.5}$ 滤片口罩（N95 口罩）是经过国家标准 GB 2626—2006 鉴定的，对 0.075 微米的粉尘防尘效果能够达到 99.97%，是目前国际上最高的防护等级。能够对雾霾天气中的超微粉尘做到几乎 100% 的防护。

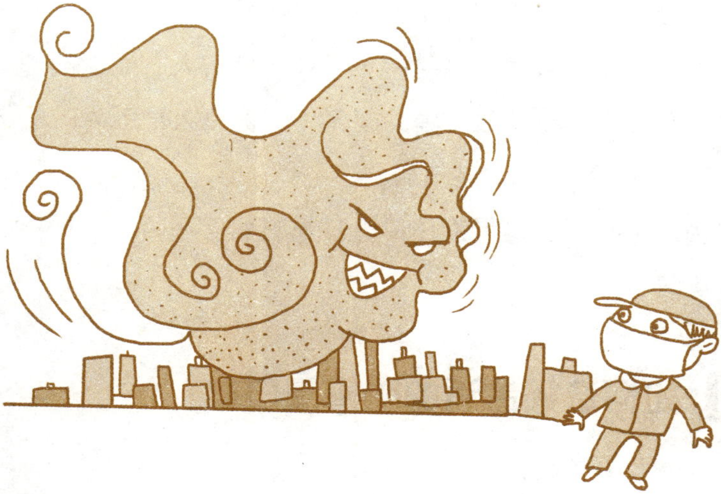

值得注意的是普通棉布口罩，“通气”效果最好，佩戴时呼吸非常通畅，但是它四面漏风密闭性几乎为零，即使材料有 99% 的滤过能力，在这种漏风的结构下，大部分雾霾都会被吸进呼吸系统。所以雾霾天气下不建议用作防护佩戴。

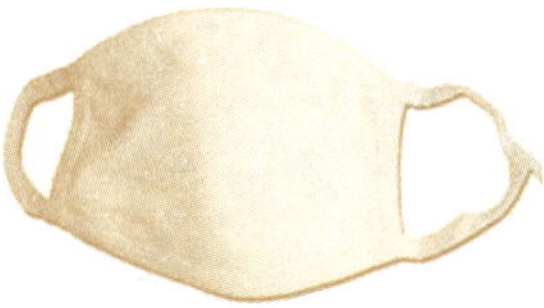
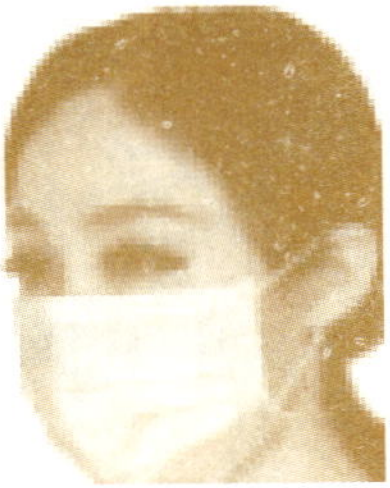

31. 佩戴口罩有哪些注意事项?

长时间在野外高污染环境中工作的人，年老体弱尤其有慢性呼吸道疾病的人，慢性器质性疾病如糖尿病、肝硬化、冠心病、慢性肾脏疾病患者等易感人群，一定要做好防护。减少 $PM_{2.5}$ 对人体危害的关键在于减少污染源和阻隔吸入，因此，对易感人群而言，雾霾天最好减少外出、外出时佩戴防护效果相对较好的口罩。

呼吸道疾病患者特别是呼吸困难的人，长时间戴口罩后容易出现呼吸障碍；心脏病、肺气肿、哮喘患者及孕妇也不适合长时间戴口罩，因为长期戴口罩，易使鼻黏膜变脆弱。

当然，在一些特殊情况下可戴口罩，如在麻疹等病毒的高发区，或在温度骤降、呼吸道疾病特别多、流感频繁的冬季到医院就诊时，可带医用口罩来预防疾病。已经患有流感、上呼吸道感染、病毒性肺炎或细菌性肺炎的人在人群密集的场所，也应戴上医用口罩以免把细菌、病毒传染给他人。

口罩应当保证贴合脸部，完全遮掩口鼻部，保持口鼻内密封，佩戴后需进行呼气和吸气测试，确认没有漏气。在流行性感冒和呼吸道传染病流行期，外出都尽量佩戴口罩，而且口罩只能单面使用。戴过的口罩，外层会积聚很多灰尘、细菌，而里层阻拦着呼出的细菌、唾液，因此口罩两面不宜交替使用。平时最好多备几只口罩，可以替换使用。

32. 什么是正确的洗手方法？

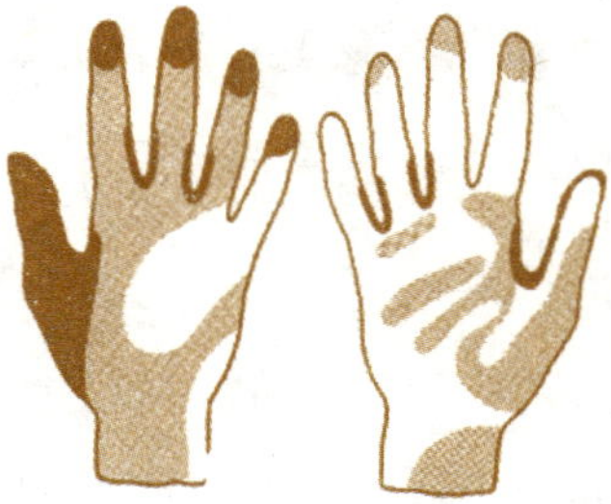

洗手看起来很简单，可以说人人都会，实际上并不那么简单，要达到洗手防病的目的，也要遵从一定的操作规程。洗手的主要步骤为：

（1）用干净的水将手润湿。

（2）使用肥皂或洗手液涂抹双手并揉出泡沫。

（3）搓洗双手至手肘最少 20 秒，以达到消除手上微生物的效果，手指及指甲也需要洗干净。

（4）用流动的清洁水将双手彻底冲洗干净。

（5）取用纸巾擦干双手，并以纸巾包住水龙头旋紧，避免再度感染；如果没有纸巾，可用双手捧水，将水龙头冲洗一下再旋紧。

如何洗手？

整个过程需要 40 ～ 60 秒

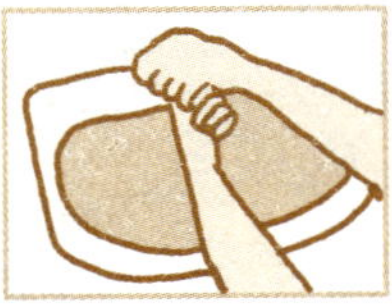
用水将手浸湿

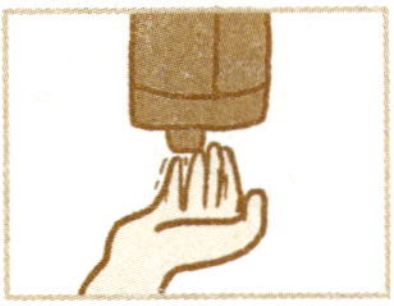
取适量洗手液于掌心

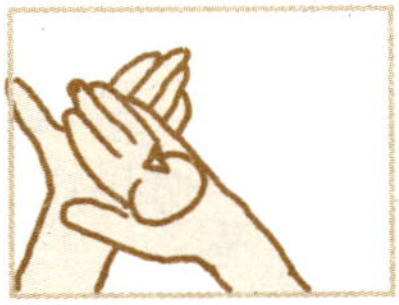
掌心对掌心揉搓

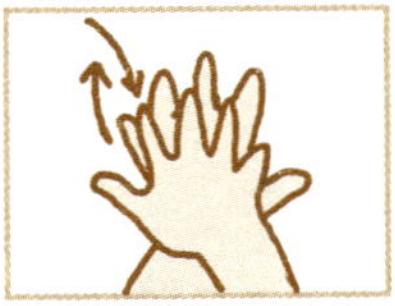
手指交叉，掌心对手背搓揉

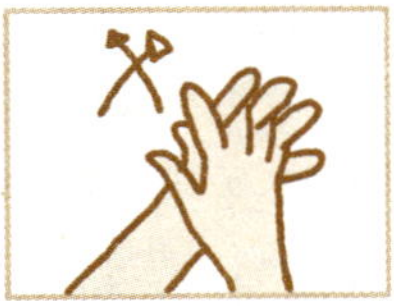
手指交叉掌心对掌心搓揉

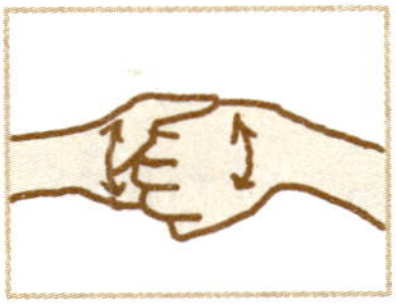
双手护握搓揉手指

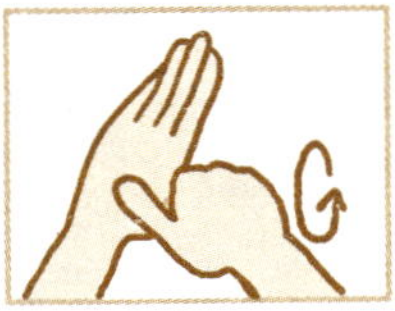
拇指在掌中搓揉

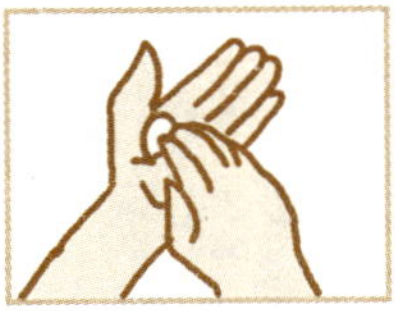
指尖在掌心中搓揉

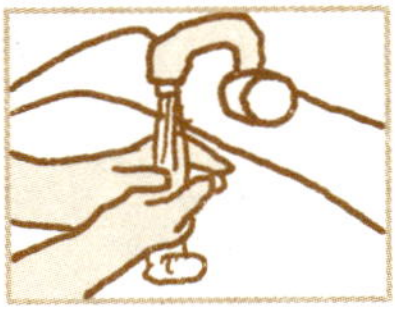
对手腕清洗

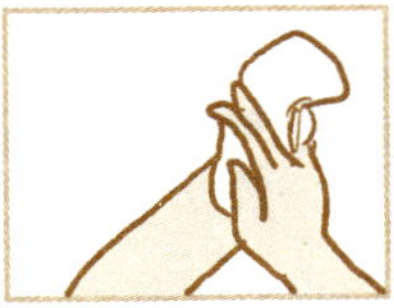
用一次性纸巾擦干双手

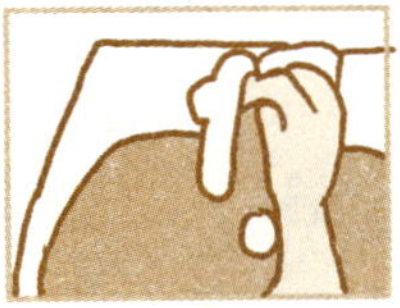
关闭水龙头

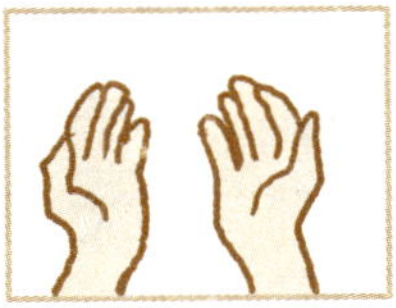
现在，终于安全了

（6）若有烘干机，请将双手烘干，因为细菌和病毒在干燥的环境下，较难生存。

（7）如果没有肥皂和清洁水，可以用含酒精的用品清洁双手，如湿巾、酒精棉、酒精纱布等。这些用品往往可以起到消毒皮肤，快速杀灭皮肤表面的细菌的作用。

此外，如果没有清洁水源供洗手时，也可以使用免冲洗的洗手液来搓洗以达到清洁双手，防止病菌的目的。

在洗手时，有些部位是比较容易忽略的，尤其是手指尖，指缝，手掌和拇指，因此在洗手的时候要特别注意。

揉搓双手的具体方法如下：

（1）掌心相对，手指并拢相互摩擦；

（2）手心对手背沿指缝相互搓擦，交换进行；

（3）掌心相对，双手交叉沿指缝相互摩擦；

（4）一手握另一手大拇指旋转搓擦，交换进行；

（5）弯曲各手指关节，在另一手掌心旋转搓擦，交换进行；

（6）搓洗手腕，交换进行。

33. 运动和健身是一回事吗？

运动是一种涉及体力和技巧的由一套规则或习惯所约束的活动，通常具有竞争性（体育活动 / 从事体育活动）。运动是人类离不开的一种活动方式之一，人在运动的过程当中，身体的结构会随着你的运动而变化，因而加强了自身的体质。

运动可以带来一系列生理和心理上的益处。在生理上：①体育锻炼有利于人体骨骼、肌肉的生长，增强心肺功能，改善血液循环系统、呼吸系统、消化系统的机能状况，有利于人体的生长发育，提高抗病能力，增强有机体的适应能力。②降低儿童在成年后患上心脏病、高血压、糖尿病等疾病的几率。③体育锻炼是增强体质的最积极、有效的手段之一。④可以减少过早进入衰老期的危险。⑤体育锻炼能改善神经系统的调节功能，提高神经系统对人体活动时错综复杂变化的判断能力，并及时做出协调、准确、迅速的反应；使人体适应内外环境的变化、保持肌体生命活动的正常进行。在心理上：①体育锻炼具有调节人体紧张情绪的作用，能改善生理和心理状态，恢复体力和精力；②体育锻炼能增进身体健康，使疲劳的身体得到积极的休息，使人精力充沛地投入学习、工作。③舒展身心，有助安眠及消除读书带来的压力。④体育锻炼可以陶冶情操，保持健康的心态，充分发挥个体的积极性、创造性和主动性，从而提高自信心和价值观，使个性在融洽的氛围中获得健康、和谐的发展。⑤体育锻炼中的集体项目与竞赛活动可以培养人的团结、协作及集体主义精神。

健身是一种体育项目，是源于健美的一种强调肌肉健壮与美的运动，尤指包括徒手或用器械的体操，体操可以增强力量、柔韧性，增加耐力，提高协调控制身体各部分的能力，从而使身体强健。健身也是很多男士和女士用来塑造完美身材的一种锻炼方式。

健身可以分为两个种类：一种是有氧运动，另一种是无氧运动。有氧就是一般的慢跑、瑜伽、舞蹈、动感单车之类的运动，有氧运动的特点是有利于心肺功能的提高和脂肪的燃烧，而无氧运动主要指的是力量训练，就是通过器械的手段在一个高负荷的状态下提高肌肉的力量、体积和耐力。有氧和无氧应该相结合。如果对肌肉的围度没有要求，可以有氧运动为主，然后通过力量训练对身材作一个修饰。

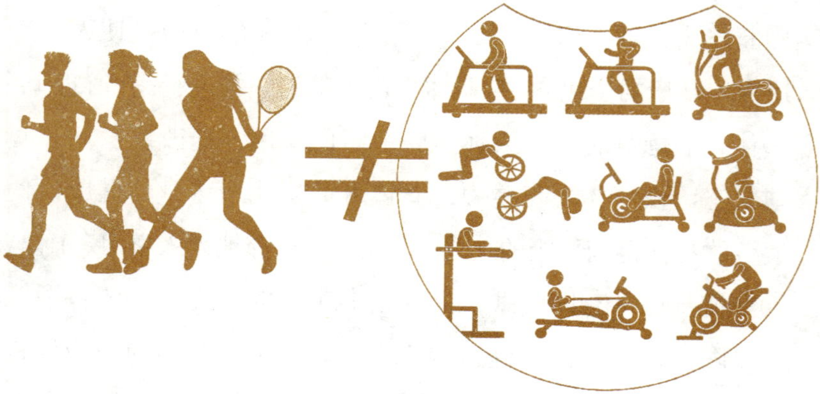

34. 如何正确选择营养素补充剂?

营养学把补充营养比喻为一个用多个木条围成的水桶，这些木条分别代表各种维生素等营养物质。如果其中一块木条折断一半，那么整体的水也只能装一半。这个比喻说明了营养均衡的重要性。

做到均衡营养，首先要从天然食物中去获取保证身体健康的各种营养素。通常情况下，只要合理安排一日三餐，做到平衡膳食，保证吃好早餐，做到不偏食、不暴饮暴食，基本上都不会出现营养素缺乏。

在现实生活中，有些人总是认为自己缺乏营养，盲目地购买各种保健品，以补充自身“缺乏”的营养素。事实上，其中不少人可能并没有发生营养素缺乏，此时如果盲目地补充营养素则可能造成某种/些营养素摄入过量，甚至中毒。

但如果由于某些原因确实不能保证平衡膳食，如患有慢性消化系统疾病严重影响了食物的消化和吸收，或者由于怀孕早期妊娠反应严重，不能保证孕妇和胎儿的健康等，可以在医生的指导下正确选择某种适合自己的营养素补充剂。

为此，在补充营养素之前，首先要确定自己是否真的缺乏某种营养素，最好的方法是到医院和正规的体检单位做一个简单的检查。如果确实缺乏某种营养素，而且缺乏程度较轻，可适量多吃富含相应营养素的食物，如人体缺铁，可在日常生活中适当多吃富含铁的食物，如动物血、肝、瘦肉、蛋黄、黑木耳、大豆，但由于铁在体内的吸收需要维生素C的协同作用，因此，在多吃富含铁的食物的同时，还要多吃新鲜的蔬菜、水果，以摄入足够的维生素C。但通过这种手段还不能解决体内营养素缺乏的话，则应在医生或专业的营养顾问的指导下，适当使用营养素补充剂。

还需要注意的是，选择营养素补充剂时，首先，要选择权威部门认可、审批通过的营养素补充剂；其次，要选择物有所值的产品，不要片面追求价格昂贵的营养素补充剂。更为重要的一点，一定要遵循“缺什么补什么，缺多少补多少”的原则。另外，无论营养素补充剂的营养价值如何，它永远都无法取代天然食物，在两者都可以使用的情况下，应优先选择天然食物。

35. 如何进行居家消毒?

家庭成员与社会接触频繁，常易将呼吸道、消化道等传染病病菌带入家庭。因此，做好家庭日常和发生传染病时的消毒，对预防传染病、维护家人健康具有重要的作用。

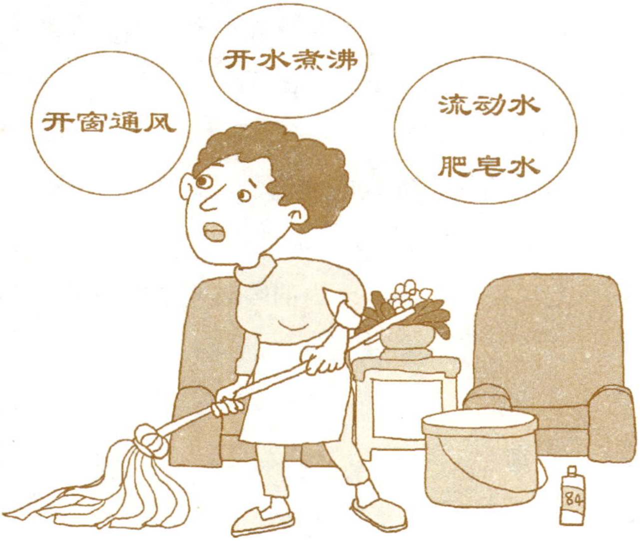

（1）一般性消毒：主要是指在家中消毒，如空气、地面和家具表面、手、食餐具、衣被和毛巾等的日常消毒。

空气消毒：可采用最简便易行的开窗通风换气方法，每次开窗 10 ～ 30 分钟，使空气流通，让病原体排出室外。

餐具消毒：可煮沸、蒸汽消毒保持 10 ～ 20 分钟。使用含氯消毒剂消毒，消毒液浓度应当含有效氯250毫克/升以上，餐饮具全部浸泡入液体中，作用5分钟以上。

手消毒：要经常用流动水和肥皂洗手。

使用"84"等含氯消毒剂时，要注意以下几个问题：

认清生产厂商和卫生许可批号，以免使用假冒伪劣产品。

看清产品说明书，并根据要求，按正确的比例来配比、稀释。含氯消毒剂均有配比要求，药剂的配比剂量不能过量或不足。如果市场上有配兑好的消毒剂，可直接用于卫生间消毒。

注意配比用水的温度和酸碱度。配药时最好用冷水，千万不要用40℃以上的热水，以免药剂挥发而达不到消毒作用。配比用水的pH最好在4.5～7.5，这样效果最好。

含氯消毒剂有一定毒性及副作用，要保存在小孩拿不到的地方，以免误服。含氯消毒剂有一定的氧化作用和腐蚀作用，洗涤有色棉织物时易引起褪色，对皮肤、黏膜有一定的刺激作用，使用时最好戴上手套，加以保护。

（2）家庭中一旦发生传染病病人时，可以请专业人员或在专业机构的指导下进行消毒。

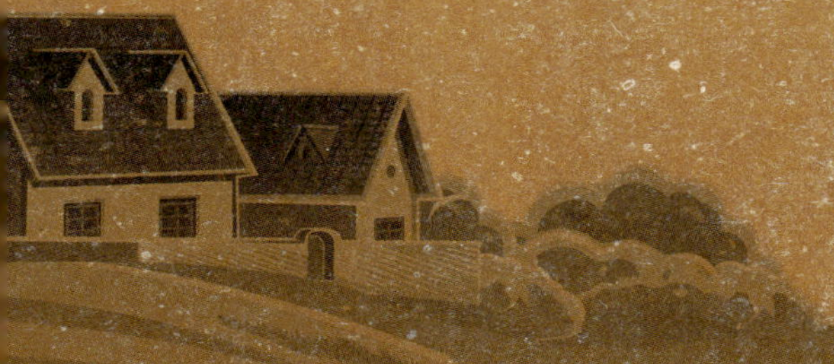

第三部分　治疗篇

36. 出现了肺结核的可疑症状应怎么做?

如果出现了咳嗽、咯痰两周以上的肺结核可疑症状，应立即到医院就诊，避免自行服药延误诊断。我国在省、地、县三级都设有结核病防治专业机构，包括结核病防治所、疾病预防控制中心和结核病定点医院，它们是国家设立的诊断、治疗和管理结核病的专业机构，医务人员具有专业知识和技能，负责执行包括结核病免费政策在内的我国的结核病防控政策。

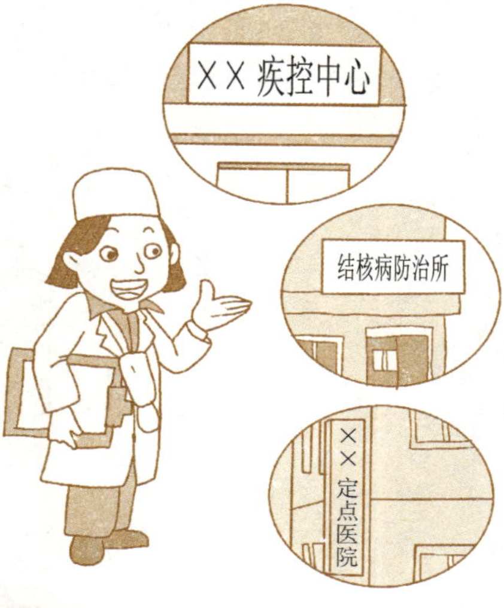

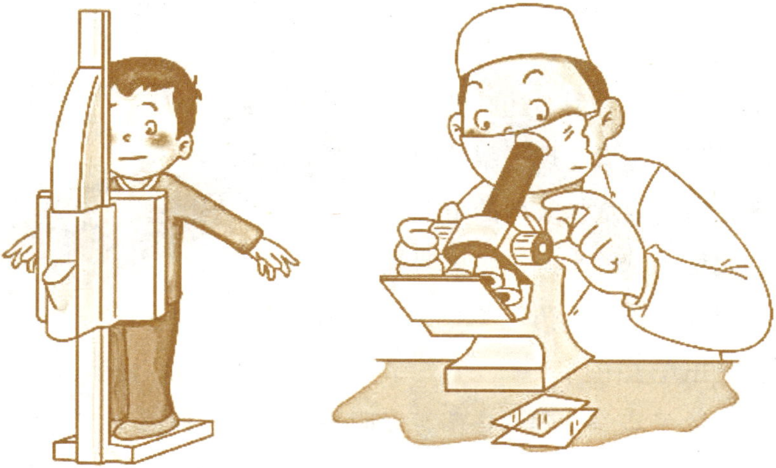

37. 诊断肺结核主要做哪些检查?

肺结核的诊断目前主要依靠两种手段，一种是痰结核菌的检查，另一种是胸部拍 X 光片。

当结核菌侵入人体后，往往会因为大量繁殖而造成肺部的病变，此时，繁殖的结核菌以及破坏后坏死的肺组织，会随着痰液被咳出来。对这些痰液进行涂片，并经过染色，有可能发现痰液中存在的结核菌而诊断为肺结核（被称为菌阳肺结核）。但是，也有相当一部分的患者，虽然也有肺部的病变，但由于痰液留取方法不正确、细菌量过少等各种原因，查不到结核菌，这部分患者可以通过拍摄胸部 X 光片，发现肺部被结核菌破坏的影像，从而诊断为肺结核（被称为菌阴肺结核）。

而如果患者长期反复治疗效果不佳，或者家中有耐多药肺结核患者，则患者有可能得的是耐药或者耐多药肺结核。一旦怀疑患者出现了耐药的情况，就需要增加痰菌的培养和药物敏感试验来确定结核菌是否已经形成了耐药以及对哪些药物出现了耐药。

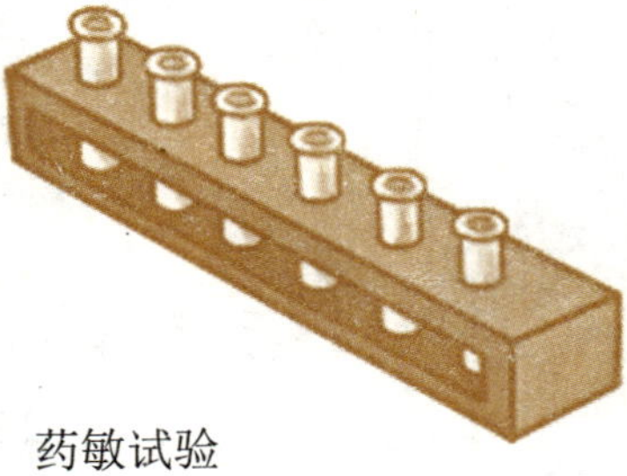
药敏试验

除了痰中查到结核菌可以明确诊断外，胸部 X 光片的检查也是诊断肺结核的重要的检查方法。由于结核菌侵犯肺部，一般导致肺组织被破坏，形成炎症甚至形成空洞，在胸部 X 光片或者 CT 片上可以表现为肺部明显的阴影，如下左图中红色圈子中所标示出来的，是胸部 CT 片显示的结核病灶，而下右图中，则可以看到胸部 X 光片上有很多细密的小斑片，是结核菌进入血液，造成了血行播散型肺结核的表现。

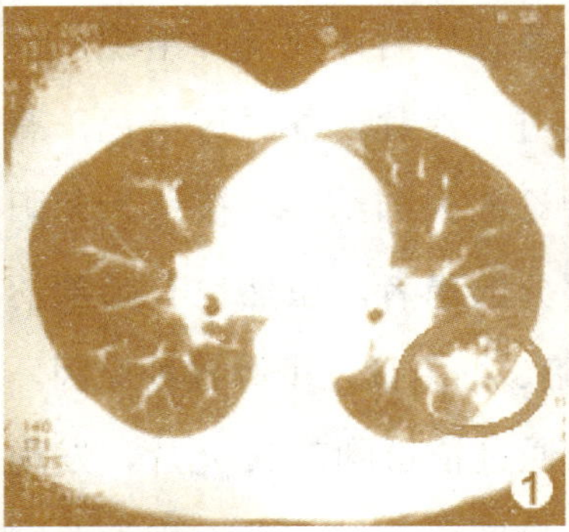

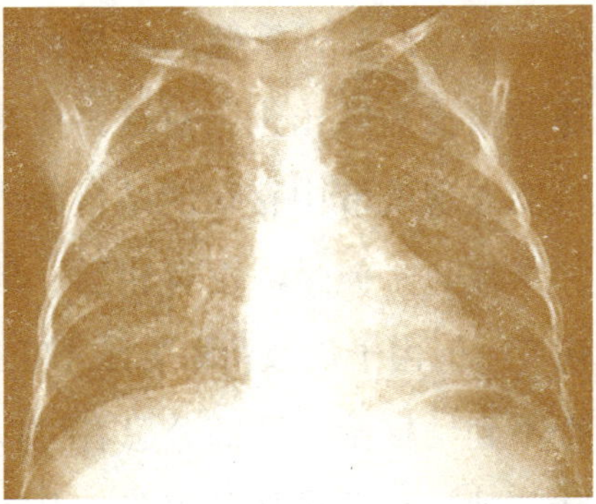

38. 治疗肺结核费用能否报销？

我国政府历年来一直对结核病防治非常重视，投入了大量的人力、物力，并制定了针对肺结核患者的优惠政策。中国结核病防治规划规定：肺结核可疑症状者均可在结核病防治定点医疗机构进行免费的痰涂片检查及拍摄胸片，并可免费获得国家规范疗程（6～8个月）的抗结核药物。

此外，各地也积极研究开发了适合本省结核病防治工作需求的政策及措施，针对肺结核患者门诊和住院进行抗结核治疗产生的费用出台了不同的报销政策。部分省市将肺结核的诊断及治疗纳入了医疗保险范畴，提高了医保报销的比例；部分省市制定了针对肺结核患者的交通补助、营养补助或住院补助政策；部分省市实施了针对结核病患者的特殊的惠民政策，对肺结核可疑症状者及诊断明确的肺结核患者提供更多的免费检查项目，包括痰涂片检查、痰培养及药敏检查、胸片检查、肝肾功能检查等；部分省市针对肺结核患者中耐多药患者、城乡生活困难人群、农民、贫困学生、残疾人、五保户等，在中国结核病防治规划中提供的免费检查和药品的基础上，增加了免费肝肾功能检查及护肝药品等费用。因此，已经确诊为肺结核的患者可咨询当地结核病防治定点医疗机构的医务人员关于检查及治疗的免费事宜；参加新农合或参加医疗保险的肺结核患者则可与当地医疗保险经办机构或定点医院医疗保险科室询问具体的报销比例、要求和流程等相关事宜。

39. 治疗肺结核常用药物有哪些?

出现肺结核可疑症状的患者，一旦经过痰涂片及胸部X光检查确诊为肺结核患者，就应该立即接受正规、合理的化学治疗（简称“化疗”）。只有这样，才可能尽快地消除传染性、获得治愈，并减少对家人和朋友的传染。

治疗普通肺结核最常用的药物包括异烟肼（INH）、利福平（RFP）、乙胺丁醇（EB）、吡嗪酰胺（PZA）、链霉素（SM）五种，这五种药物被称为一线药物，对80%以上新感染的肺结核患者治疗都有效。其中前四种都是口服药物，第五种（链霉素）需要肌肉注射。

（1）异烟肼（INH）：对结核菌具有极强的杀灭作用，其价格低廉，是治疗结核病必不可少的药物。

（2）利福平（RFP）：对结核菌有很强的杀灭作用，是继异烟肼之后最为有效的抗结核药，也是初治肺结核治疗方案中不可缺少的组成药物。

（3）乙胺丁醇（EMB）：对结核菌有抑制作用，特别是对已对异烟肼、链霉素的耐药结核菌仍有抑制作用，用药期间应注意视力变化。

（4）吡嗪酰胺（PZA）：对细胞内或静止状态下的结核杆菌具有特殊杀灭作用。

（5）链霉素（SM）：是初治肺结核强化期（开始两个月）

治疗化疗方案组成药物之一，对结核杆菌有明显杀菌作用。该药对颅神经有损害，可引起眩晕耳鸣、听力减退甚至耳聋，口唇麻木等副作用，故孕妇、儿童及老人应禁用或慎用。

上述五种药物是当前治疗结核病最常用的药物。

40. 哪些是抗结核病二线药物及什么情况下应用?

由于患者不规律服药、漏服药或者其他原因，患者体内的结核菌，可能出现对上述的一线药物治疗耐药性。这种时候，上述的五种药物对结核菌已经不起作用，必须更换不常用的一些药物，也被称为二线药物。二线药物包括卡那霉素（KM）、丁胺卡那霉素（AM）、卷曲霉素（CM）、氧氟沙星（Ofx）、左氧氟沙星（Lfx）、莫西沙星（Mfx）、丙硫异烟胺 (Pto)、环丝氨酸（Cs）、对氨基水杨酸（PAS）、阿莫西林 / 克拉维酸（Amx/Clv）和克拉霉素（Clr）等。这些药物价格相对昂贵，治疗副作用较大，耐药治疗的时间也会比非耐药患者的治疗时间长很多。因此初发的肺结核患者，应该遵从医嘱，不要擅自停药，避免耐药情况的发生。

41. 肺结核患者在哪种情况下需要住院？

一般的肺结核患者可以不住院在门诊或居家口服药治疗。但如果患者年龄较大，或者肺部病变比较严重、合并有空洞形成，出现咯血、气胸等危急情况，或者有其他器官或系统合并症或并发症，以及患者在服用抗结核药品的过程中出现过敏或有严重不良反应时，则应该听取医生的建议，考虑住院治疗，通过采取综合措施，使肺部或其他器官的病变尽快得到控制。

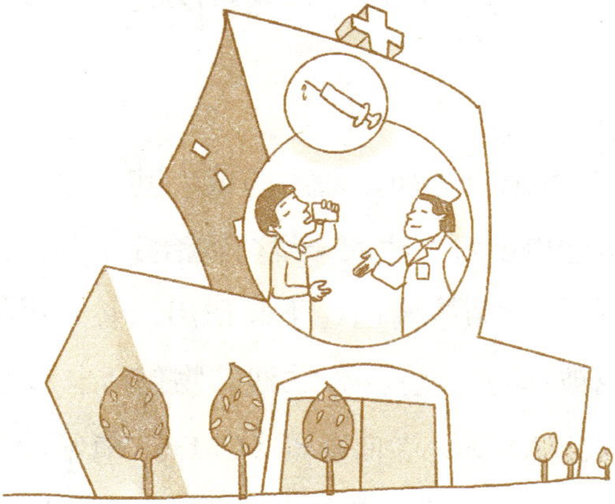

由于肺结核治疗的整个疗程较长，一般初治患者达 6 个月，复治患者达 8 个月，因此在控制了严重的并发症或合并症后，患者一般情况好转，病情稳定，就可以出院改为居家治疗。为了使患者可以在医生的密切观察下完成全疗程的治疗，获得痊愈，患者出院后的治疗观察和管理一般是由基层医疗机构的医生来完成，通常会是社区卫生服务站的医生或村医室的医生。定点医疗机构的医师会和基层医疗机构的医生联系，告知他们患者的具体情况和治疗方案，由基层医疗机构的医生继续实施严格的治疗管理，直至疗程结束。

42. 治疗肺结核为什么需要采取医务人员管理方式进行服药？

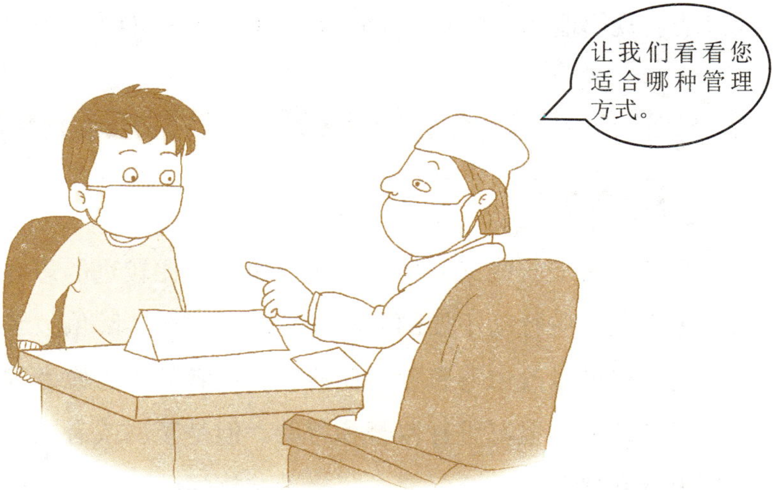

由于抗结核治疗的疗程较长，一般最短初治患者的疗程也需要 6 个月，而复治的患者则需要 8 个月。长时间的服药，很多患者可能会因为工作忙或者其他的原因忘记服药，还有一些患者可能因为服药后出现了胃肠不适、肝功能异常或者其他的不良反应而对服药产生畏难情况，再加上一般治疗 1 ～ 2 个月后患者的咳嗽、咯痰、低热、盗汗、乏力等肺结核的症状会完全消失，也使部分患者误以为已经痊愈而自行停药。这些情况的发生都使抗结核治疗的疗程产生了中断，这种断断续续的服药很有可能导致耐多药肺结核的发生，而一旦出现耐药的情况，使得患者的治疗时间更加延长、治疗费用更加昂贵、治疗效果也不佳。因此世界卫生组织推荐肺结核患者的治疗应由医务人员与患者共同配合，患者每日或隔日的服药过程由医务人员进行监督（称为“DOTS”），以便帮助患者规律地完成整个疗程的治疗，取得最好的治疗效果。

43. 还有哪些人员可以成为患者服药的督导人员？

当然，对于一些家庭住址离医疗服务点比较远的患者，或者患者是一些行动不便的人，或者患者存在年龄偏大等各种情况，也可以改由与患者同住的家属或者邻居志愿者等人员对患者的服药情况进行监督和帮助。但是家属或者志愿者在对患者开展服药的监督前，应接受结核病防治定点医疗机构医生的培训，使他们可以了解和掌握在监督和帮助患者治疗时需要注意的各种事项。

其他人员担任肺结核患者的督导服药人员，需要符合一些基本的条件。

当选择家庭成员作为患者的服药督导人员时需要满足的条件包括：结核病患者的配偶、父母、子女及与患者一起生活的其他家庭成员，年龄在15岁以上，具备小学及以上文化程度，经过村级医生培训后能够督促管理患者服药、复查和填写相关记录者，也可以对结核病患者进行督导治疗管理。

当选择志愿者作为患者的服药督导人员时需要满足的

条件包括：志愿承担对结核病患者治疗管理工作的人员，如教师、学生、已治愈的结核病患者及其他人员等。年龄在 18 岁以上，具备初中及以上文化程度，经过结防医生培训后能够督促管理患者服药、复查和填写相关记录者，也可以对结核病患者进行督导治疗管理。

44. 如何采取医务人员管理方式进行服药?

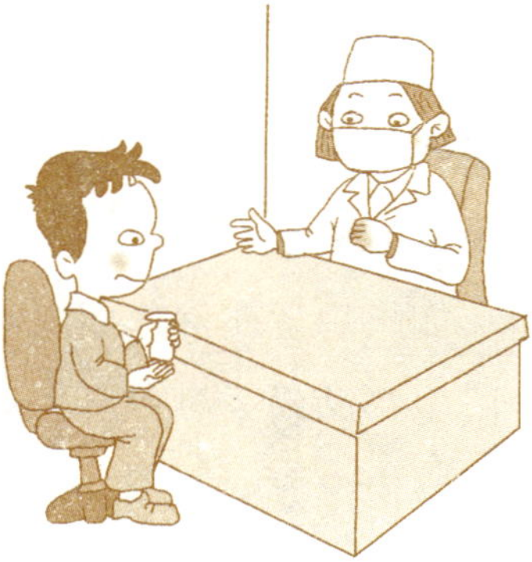

确定采用医务人员管理方式服药的患者，应在首次治疗开始之前，确定接受督导服药的医疗站，并与医疗站的基层医生共同协商面视下服药的时间、地点等，同时将从县级结核病防治机构带回的药物交予基层医生保存。

开始治疗后，患者应按照约定，每日或隔日到商定地点，由医生的面视下服用抗结核药物。服药前医生会询问患者前一次服药后是否有任何不适，患者如果出现了胃肠不适、皮疹、腹胀腹痛或其他的不适症状，应及时向医生告知，由医生判断患者出现的症状是由于药物的不良反应还是出现了其他的合并症或并发症。如果没有服药的禁忌情况，患者可在医生的督导下服用当次的药物，服药后医师会在患者的服药记录卡上进行记录。

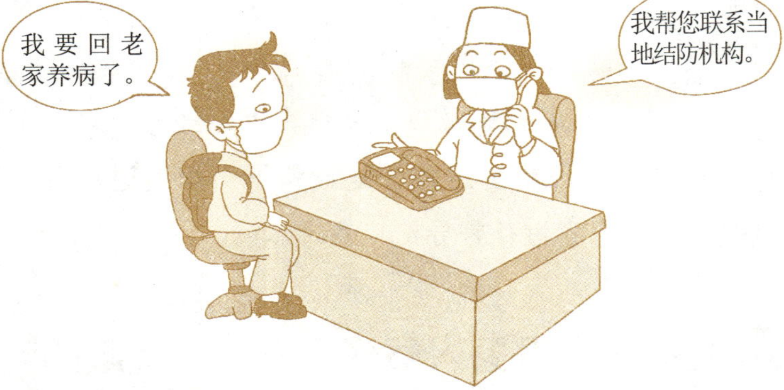

如果患者服药当天有任何情况不能及时到商定的地点服药，应设法通知医生，并自行按时服下当天的药物。如果患者需要外出数日，则应该告知医生并自行带足外出期间需要服用的抗结核药物。

如果患者在治疗期间需要改变居住地，应告知医生，并由医生帮助联系患者将去地方的结核病防治机构，将患者的病情、治疗方案及检查情况告知对方的结防机构，这样患者即使改变了居住地，也可以得到当地结核病防治专业机构医生的督导和管理，可以保证治疗的延续并获得理想的治疗效果。

45. 其他人员担任患者的服药督导人员时应该做什么？

当由其他人员（包括患者家属和志愿者）担任患者的服

药督导人员时，首先应确认这些人员是否符合督导人员的条件，并有担任患者督导人员的意愿，同时患者应愿意接受他们的服药监督。确认后，应该由结核病防治机构的医生对他们进行培训，使他们明确担任患者的服药督导人员时应该做什么。这些工作内容包括：

（1）应根据肺结核患者实际情况确定服药地点和时间，面视患者服药；应该和患者商量，确定一个患者方便而且固定的时间进行服药。督导人员应该记住这个时间，并在结防机构发给患者的“肺结核患者治疗记录卡”上做好标记。

（2）按照患者的服药要求，每次与患者会面，并监督患者服下当日的所有药物。做到送药到手、看服到口，按照化疗方案的要求每日或隔日服药。服药后，应按照要求填写好“肺结核患者治疗记录卡”。如果有任何情况，应在“肺结核患者治疗记录卡”的背面进行记录。

（3）患者在应该服药期间如果未来到约定地点按时服药，应立即与患者进行联系，了解患者不来服药的原因和具体情况，及时采取补救措施，尽量避免患者出现漏服药、停服药的情况。如果出现患者误期未服，每日服药者应顺延服药时间，隔日服药者应在 24 小时内补上。

（4）掌握患者所服用药品的常见不良反应，一旦发现患者出现不良反应或中断用药等情况，应督促患者及时与结防机构医生进行联系，报告出现的情况，并根据医生的指示采取相应措施。

（5）在患者服药期间，原则上在治疗满 2 个月、5 个月、6 个月（复治 8 个月）时，督促患者带晨痰和夜间痰到结防机构复查，督导服药人员应在患者每次应进行复查前，提醒和督促患者复查的日期和留痰的注意事项，并协助患者收集痰标本。

（6）患者完成全程治疗后，督促患者及时将已经记录完整的“肺结核患者治疗记录卡”送至县（区）结防机构归档保存。

46. 结核患者治疗期间应注意什么？

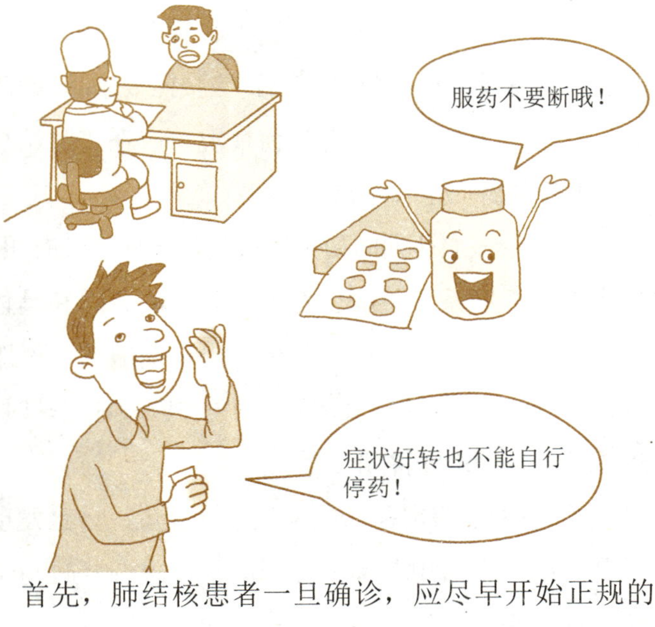

首先，肺结核患者一旦确诊，应尽早开始正规的治疗。患者在治疗的 6 ～ 8 个月中，一定要严格遵照医生的医嘱服用抗结核药物，治疗期间不能轻易停药或自行调换药物。

其次，在患者治疗期间，通常需要进行 3 ～ 4 次的复查，复查项目包括查痰、查血或检查胸片；如果是耐多药患者，还需要检查更多的项目。这些复查非常重要，可以反映出治疗是否有效，以及是否出现了不良反应。医生会根据痰结核菌检查的结果判断治疗是否有效，是否出现了耐药的情况，是否需要调整治疗等。因此患者在开始治疗前，一定要按照医生的要求，记清楚需要复查的时间和每次复查需要进行的项目。临到复查前，医生也会提醒患者要按时复查。

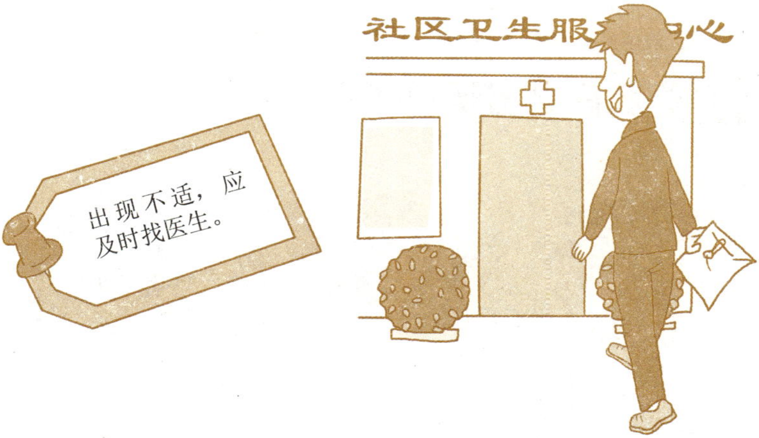

肺结核患者治疗期间的复查对治疗效果的判定以及是否需要调整治疗方案具有很重要的意义。医生在开始治疗前，会根据患者的情况，将其区分为初治肺结核患者（第一次接受治疗的肺结核患者）和复治肺结核患者（第二次或多次接受治疗的肺结核患者）。初治患者应在服药满 2、5、6 个月时送痰进行复查，而复治肺结核患者则应在服药满 2、5、8

个月时送痰进行复查。

如果出现头晕、胃肠不适、恶心、视物模糊等不适症状时，有可能是出现了药物的不良反应，也可能是并发了其他的病症。但无论是何种情况，患者都不可自行停服抗结核药物，而是应该立即与督导自己服药的基层医生联系，告知自己的不适的特点以及相应的症状。由医生根据情况进行处置；或者按照医生的建议到医院或结防机构就诊，通过检查判断这些症状是否是由于药物的毒副作用引起的，并进行相应的处理。

47. 服药后会出现哪些不良反应？

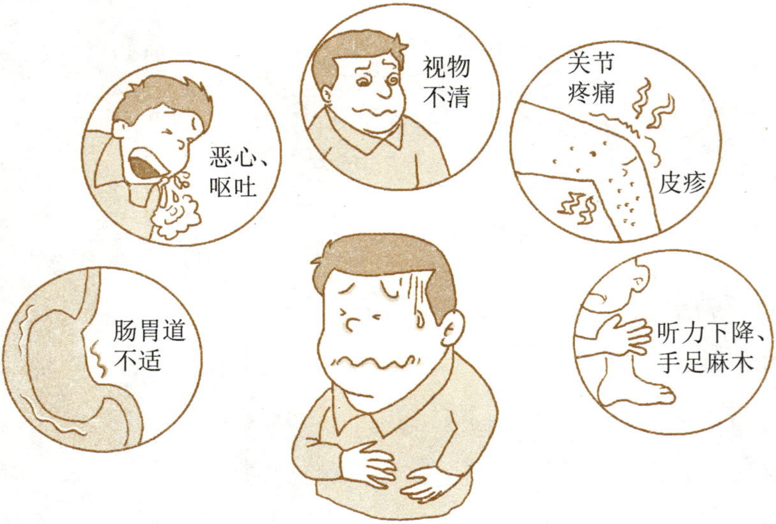

服用抗结核药物后，最可能出现的副反应包括：胃肠道不适、恶心、皮肤瘙痒、关节疼痛、手足麻木等，严重时可

能会出现呕吐、视物不清、皮疹、听力下降等。但是服用利福平后，患者的尿液会变红，这是由于利福平经尿液排出所引起的，是正常现象，患者不必紧张。

常见的抗结核药物的不良反应见下表。

药名	常见不良反应	罕见不良反应
异烟肼	肝毒性、末梢神经炎	惊厥、糙皮病、关节痛、粒细胞缺乏症，类狼疮反应、皮疹、急性精神病
链霉素	听力障碍、眩晕、过敏反应	皮疹、肾功能障碍
利福平	肝毒性、胃肠反应、过敏反应	急性肾功能衰竭、休克、血小板减少症、皮疹、“流感综合征”、假膜性结肠炎、伪肾上腺危象、骨质软化症、溶血性贫血
乙胺丁醇	视力障碍、视野缩小	皮疹、关节痛、周围神经病变
吡嗪酰胺	肝毒性、胃肠反应、痛风样关节炎	皮疹、铁粒幼红细胞贫血

48. 如何服药效果好?

治疗肺结核应用化疗应遵照以下 5 条原则：①早期，一旦确诊立即用药。②联用，联合应用两种或两种以上抗结核药物以保证疗效和防止产生耐药性，减少毒副作用。③适量，药物剂量过小不能杀灭细菌且易产生耐药性，但剂量过大则易发生毒副作用而中断治疗。因此，必须遵照医嘱坚持服用规定剂量药物才能完成预定疗程，确保疗效。④规律，切忌遗漏和中断。⑤全程，初治患者治疗的时间不得少于 6 个月，复治患者治疗时间不得少于 8 个月。

目前，异烟肼、利福平、乙胺丁醇、吡嗪酰胺等都是一日剂量一次服用，以便获得高峰血浓度，提高治疗作用。一般提倡晨起顿服。当有个别病人出现明显胃肠道症状而不能接受时，可让病人由晨起空服改在晚上睡前服用，因为利福平的空腹吸收率较饭后吸收率高。

49. 如何正确留取复查所需的痰液标本？

复查的肺结核患者应收集两个痰标本，分别是夜间痰和清晨痰；夜间痰是指送痰前一日，患者晚间咳出的痰液。清晨痰是指患者晨起立即用清水漱口后，咳出的第二口、第三口痰液。

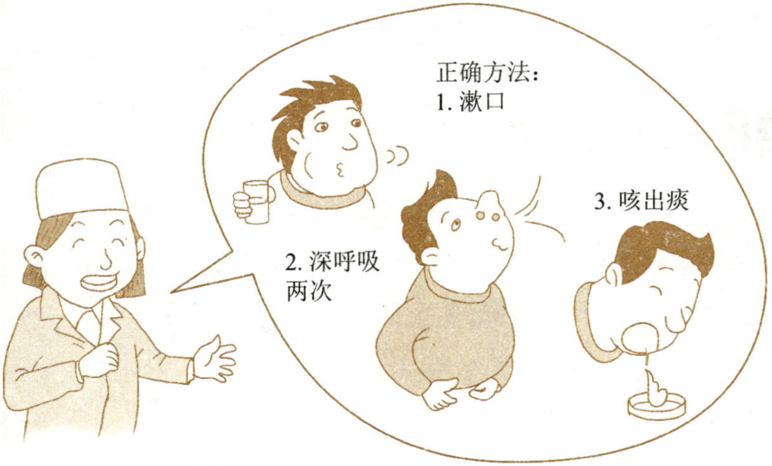

在送痰进行复查时，非常重要的是要正确留取复查的痰液。正确的留痰方法是：漱口后，深呼吸两次，用力从肺部深处咳出痰液。将咳出的痰液留置在痰盒中（3 ～ 5 毫升），并拧紧痰盒盖。

在留痰时还有一些注意事项，包括如果患者刚吃过东西应先用清水漱口；装有义齿的患者在留取痰标本前应先将义齿取出；痰标本性状为干酪痰、血痰、黏液痰时为合格标本；唾液或口水为不合格标本。

50. 不规律服药有哪些危害？

肺结核患者一旦不坚持规律治疗，经常漏服药、间断服药或者擅自停药，很容易产生严重的后果。

患者体内的结核菌会反复繁殖，导致疾病迁延不愈，形成慢性排菌。患者的排菌期延长，意味着他的传染期加长，可传染更多的健康人。

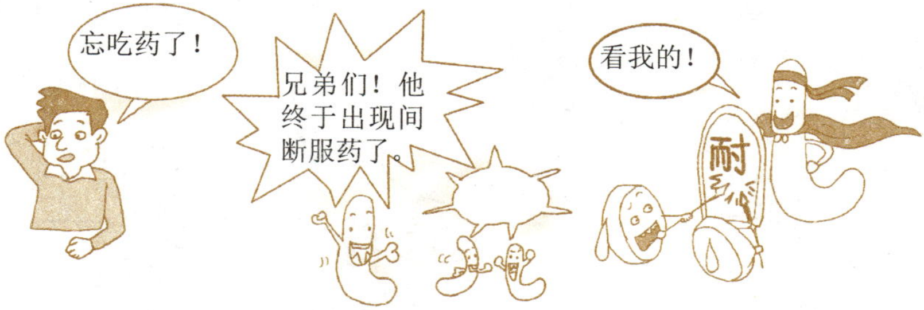

患者本人在这种慢性过程中，其体内的结核菌也很容易产生耐药，演变成耐药肺结核患者。

一旦形成耐药，患者的治疗更加困难，治疗期延长 3 ～ 4 倍，治疗花费高 10 倍，造成大量的资源浪费。

因此，肺结核患者一旦确诊，应遵从医嘱，坚持规律治疗，力争一次性治愈疾病。

51. 耐多药肺结核和普通肺结核有什么区别?

耐多药肺结核是指从肺结核患者的痰液分离出的结核菌对异烟肼和利福平这两种一线抗结核药物都耐药，即这两种药物对结核菌没有杀灭作用，称为耐多药肺结核，耐多药肺结核产生的原因主要是服药不规律、化疗方案不规范而导致的结核菌产生的变异。

与普通肺结核相比，耐多药肺结核对个人、家庭和社会的危害更大。

传染期更长：耐多药肺结核因诊断、治疗所需时间长而导致体内的结核菌迟迟不能被杀灭，传染期延长，而迁延不愈的患者四处流动，则大大增加了耐多药菌传播的机会和范围。

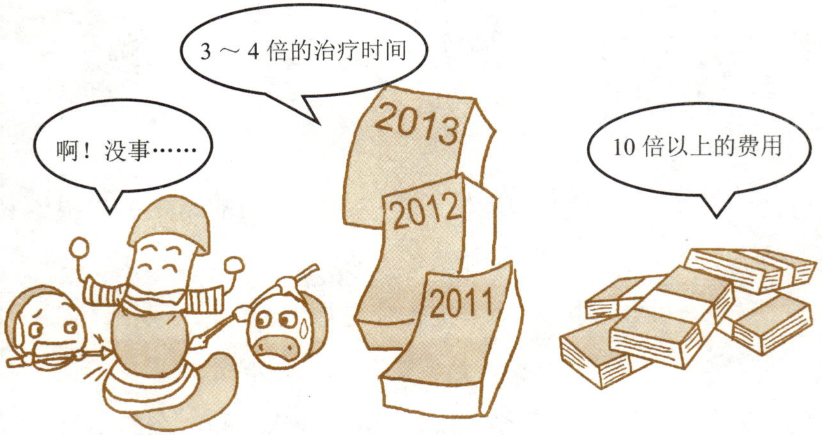
3～4倍的治疗时间
啊！没事……
2013
2012
2011
10倍以上的费用

治疗的难度及时间不同：普通肺结核一般经6～8个月

规律的抗结核治疗，85% 以上的患者可以获得痊愈；而耐多药结核菌则至少需要 24 个月的抗结核治疗，重者甚至需要 36 个月的治疗，且治愈率仅仅有 50% ～ 60%。

治疗的药物不同：普通肺结核一般使用一线抗结核药物治疗，其治疗的副作用相对较少，患者容易耐受；而耐药肺结核则必须启用二线抗结核药物治疗，其治疗的副作用往往较多、较大，患者不容易耐受。

治疗的花费不同：普通肺结核患者整个疗程的治疗费用一般不高于 5 000 元，而耐多药肺结核整个疗程的治疗费用一般是普通结核的 10 倍，将达到至少 5 万元；如果耐药患者出现其他的合并症，治疗费用将会更高。

传播给他人的机会更多

对社会的影响不同：普通肺结核患者一般在治疗后 1 个月左右，其痰内不再排结核菌，传染性消失；而耐药肺结核由于治疗比较困难，治疗后很长时间痰内才有可能不带菌，这使耐多药患者的传染期更长，容易传染更多的健康人。被这些耐多药肺结核传染的人感染上的就是耐多药结核菌，他们一旦发病则直接成为耐多药肺结核患者，其治疗较普通患者困难很多。

52. 如何存放治疗结核病的药物?

如果已经确定了由基层医生对患者服药进行督导，则患者可将自结核病防治定点医疗机构领回的药物交由督导医生进行保管。而如果患者由于各种原因无法接受基层医生的督导，改由家属或邻居、志愿者进行督导时，则需要将药品保存在家中。

在药品的保存时，需要注意以下事项：所有的抗结核药都应放在阴凉干燥的地方，并且一定要放在孩子接触不到的地方，避免孩子误食。抗结核固定剂量复合制剂（FDC）药物要求在 20℃以下、避光、干燥的环境存放；如果是在南方或者夏季，室温达到 20℃以上时建议放入冰箱冷藏保存。

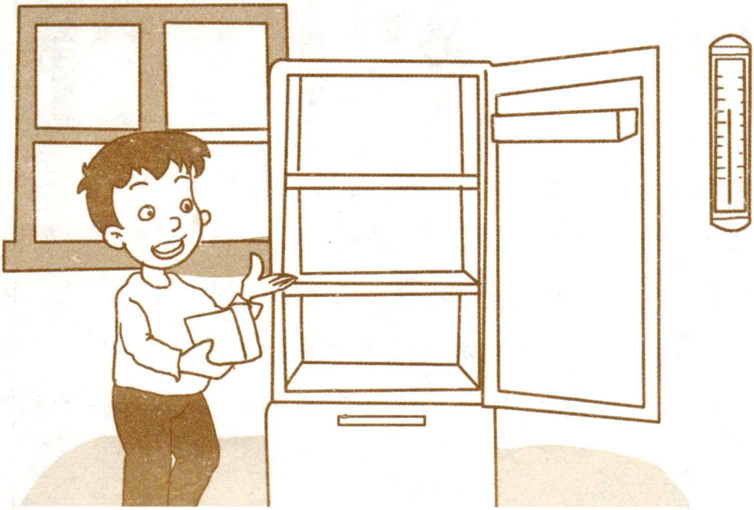

53. 肺结核患者治疗中怎么调节自己的心态?

一般肺结核患者诊断 后，大多会比较震惊，出现害怕、担忧、抑郁等情绪，这些都是正常的反应。但是肺结核绝大部分都是可以治愈的，因此患者应该树立战胜疾病的信息，积极配合医生，严格按照医嘱进行治疗，按时复查。

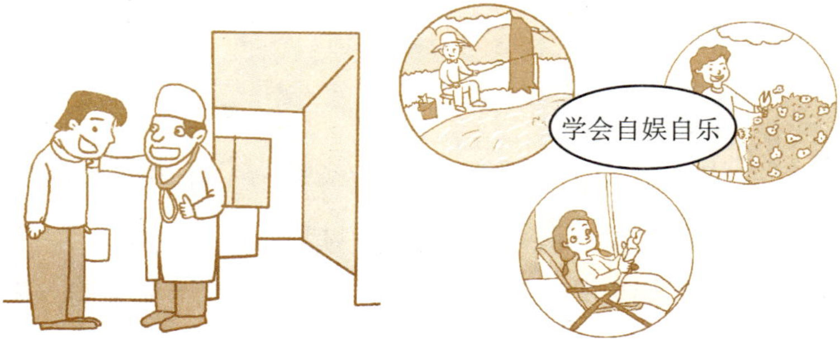

与此同时，患者还应注意调整自己的心态，正确理解家人或邻居、同事是害怕结核病，而不是疏远你。而你如果积极配合治疗，一般 1 个月以后传染性就会消失。在治疗期间，看自己体力允许的情况，可以做些力所能及的、有意义的活动来分散自己的注意力，如打太极拳、钓鱼等。

54. 肺结核患者应怎样注意避免传染家人?

肺结核是通过空气进行传播的，家庭中如果存在一个传染性肺结核患者，则在他大声说话、咳嗽、打喷嚏时，都会喷出飞沫，里面含有结核杆菌，家庭中其他成员一旦吸入，则特别容易造成传播。因此应特别注意以下几点：

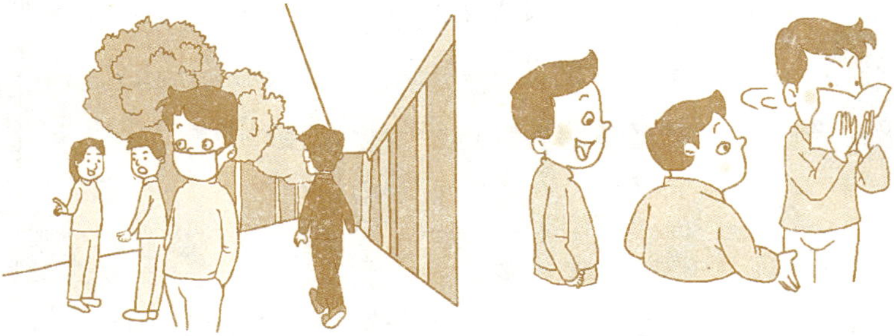

（1）注意居室的通风措施，尽量避免家庭出现密闭、空气不流通的环境。有条件时应每日通风 2 ～ 3 次，每次 10 ～ 30 分钟。如果是北方的冬季，也应尽可能开窗通风，减少传染的风险。

（2）患者在咳嗽或者打喷嚏时要转头和掩口鼻，不要近距离对着家人咳嗽、打喷嚏或大声说话，不要随地吐痰；痰液最好吐在纸内。家里有条件时，可准备一个里面放有消毒液的容器。排菌期的患者建议佩戴口罩。

（3）有条件时患者应与家人分房居住，选择朝阳或通风条件好的房间，最好单独居住，并定期消毒。被褥应经常放在太阳下曝晒，餐具可作煮沸消毒。

（4）由于老年人的抵抗力比较低下，儿童也是容易被感染发病的高风险人群，因此家中有老人和儿童时应特别注意预防传播措施的落实。

（5）传染期的患者，应减少去公共场所，如必须外出，则应佩戴口罩。

55. 为什么肺结核患者一定要戒烟限酒？

肺结核本就是一种呼吸系统疾病，结核菌常常破坏肺部形成病变，甚至形成空洞。患了肺结核如果仍然继续吸烟，会加重肺结核患者咳嗽、咯痰、咯血等症状；咳嗽严重还可能引起肺部血管发生破裂，而出现咳血甚至大咯血而危及生命。还有研究证明，吸烟能增强肝脏酶活性，加速药物在肝内的代谢，降低人体对药物的吸收和利用，因此肺结核患者吸烟会影响抗结核药物的疗效，降低治疗效果。此外，吸烟还会影响肺结核病变愈合，使已经静止的病变恶化，从而延长治疗时间、增加用药剂量，不仅增加了患者痛苦，而且还增加了治疗费用。

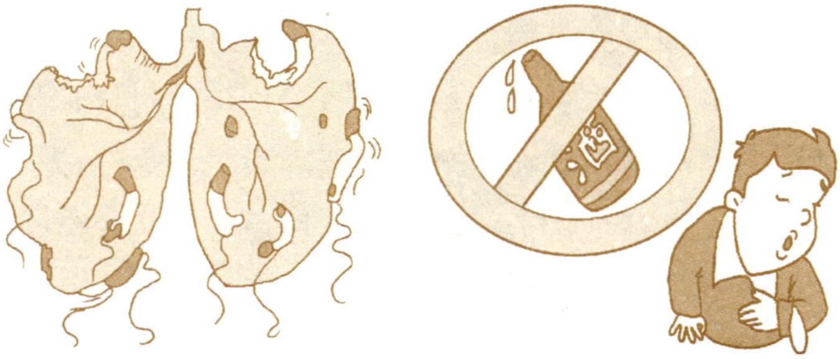

抗结核药物大部分经肝脏代谢，并且对肝脏会有不同程度的损害，尤其是治疗耐多药肺结核的二线药物，对肝脏的副作用更多。而饮酒会使肝脏的负担更加重。酒还能扩张血管，有引起肺结核患者咯血的可能。

56. 肺结核患者在治疗中应如何注意饮食调节？

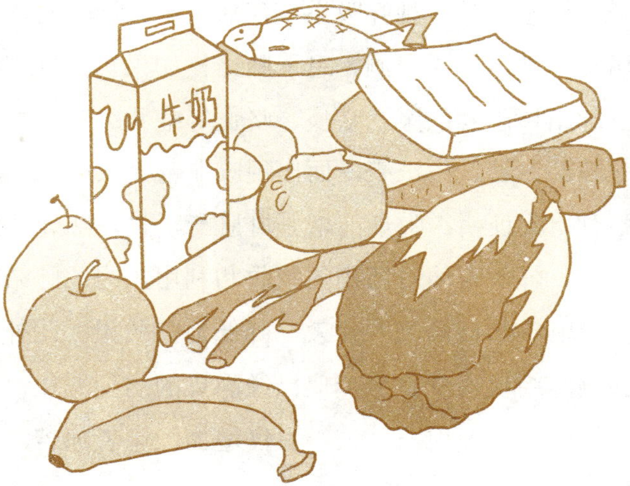

结核病是由结核杆菌引起的慢性消耗性传染病，治疗要从整体出发，使用抗结核病药物同时必须增加机体抵抗力，加强营养，可补给患者充足热能和营养素，满足结核病灶修复需要，增强机体抵抗力。通常肺结核患者的热量供给需要超过正常人，一般要求达到每公斤体重供给 30 千卡（1 千卡为 1 000 卡），全日总摄入量为 2 000 千卡左右；轻体力劳动者每公斤体重 40 千卡，全日总摄入量 2 400 千卡左右。

治疗期间患者应忌烟酒及注意营养和休息，饮食以高蛋白、高热量为主，以补充由于结核病所造成的蛋白损失和能量消耗。同时还应尽量多摄入蔬菜、水果，这些食物中含有大量的维生素和纤维素，可以帮助人体增强抵抗力，补充机体的消耗，并保持肠道通畅。

（1）摄入含优质蛋白质的食物。肺结核是一种消耗性疾病，而结核病灶的修复需要大量蛋白质，因此患者应注意摄入足量的优质蛋白，如瘦肉、鱼、虾、蛋类及豆制品等。结核病患者每日蛋白质摄入量应为每公斤体重 1.2 ～ 1.5 克，保证每天摄入 80 ～ 100 克蛋白质，且优质蛋白（如肉禽、水产品、蛋、乳及大豆制品）应占到 50% 以上。

（2）适当补充富铁及富钙食品。部分肺结核患者由于肺部小血管的损伤而导致咯血，甚至出现贫血，而结核病本身对人体造血功能也有抑制作用，而铁是制造血红蛋白的必备原料，因此肺结核患者尤其是有咯血症状的患者，应特别注意适当补充养血、补血的各类食物。此外，结核病灶痊愈过程中的钙化，需要大量钙质，因此肺结核病人膳食中应特别注意多食含钙丰富的食物。富含这两类元素的食物包括动物肝脏、瘦肉、蛋黄、绿叶蔬菜、食用菌等，牛奶和奶制品中含有丰富的酪蛋白，钙量多、质量优，有利于结核灶的钙化，因此应鼓励肺结核患者多饮牛奶，建议每日饮用牛奶 250 ～ 500 克，可以满足机体对钙的需求。此外，含钙高的食品还有骨头汤、贝类食物和豆制品等。

（3）适当增加维生素的摄入。维生素 C 可以帮助机体恢复健康，维生素B1、维生素B6能减少抗结核药的不良反应，维生素A可增强上皮细胞的抵抗力，维生素D可帮助钙的吸收。新鲜的蔬菜、水果、鱼虾、动物内脏和蛋类含有丰富的维生素，是维生素补充的主要来源，此外乳品、对蛋类、内脏等食品含有丰富的维生素A，花生、豆类、瘦肉等含有丰富的维生素B族，也应列入肺结核患者的日常食谱。

57. 儿童结核病有哪些特点？

由于儿童的器官对结核菌非常敏感，所以儿童结核往往发病都比较严重，除了肺结核外，常常发生结核性脑膜炎、全身结核（由于结核菌进入血液引起）。对于儿童而言，卡介苗具有较好的预防发生重症结核（结核性脑膜炎、血行播散性肺结核等）的效果，因此我国已将卡介苗的接种列为计划免疫项目之一。

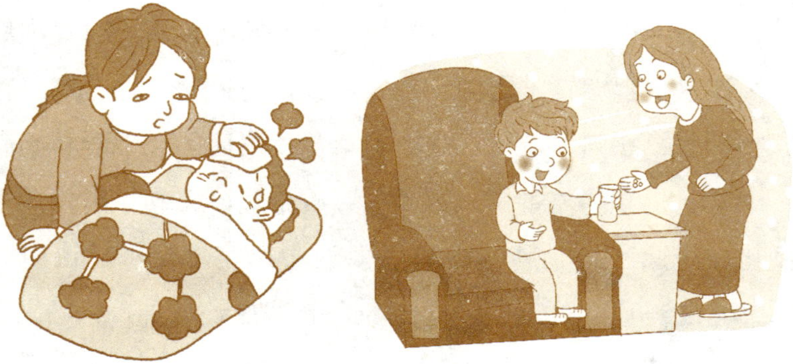

儿童所感染的结核菌大多来源于患上了具有传染性肺结

核（涂阳肺结核）的家庭成员，因此，如果涂阳肺结核患者有共同生活的儿童，则应密切观察孩子是否有如下的异常表现，一旦出现，应尽快带孩子就诊，及早检查、及早治疗。

一般而言，儿童肺结核的早期症状不明显，不易被发现。对于幼儿，患肺结核后可能表现为不活泼、精神不振、脾气急躁或无故哭闹。也可能出现夜间盗汗、脸部潮红、消瘦、食欲减退和消化不良。另一个仅在小儿患病时常出现的表现为，经常反复出现疱疹性结膜炎或全身淋巴结肿大。因此出现这类情况时，应及时到医院就诊。如果家中有肺结核患者，则应告知医生患儿是有肺结核接触史，由医生进行相应的检查。

58. 治疗小儿肺结核应该注意什么？

肺结核是由结核杆菌引起的一种慢性肺部传染病。小儿肺结核多为原发性肺结核，是由于结核杆菌第一次侵入机体而致病的，90% 以上的原发感染病变发生在肺部，主要表现是肺原发性感染及其演变。由于细菌第一次侵袭机体，可以有规律地产生病变甚至蔓延全身。但感染经过一定时期后，机体逐渐对结核菌产生免疫力，含有丰富溶酶体的免疫细胞——单核细胞大量产生且包围病灶，使病灶局限，它们具有很强的吞噬和裂解结核菌的能力，故在身体情况尚好的条件下，大部分病变都能吸收而痊愈。

小儿所患的肺结核主要是原发性肺结核。自得病后 3 ～ 6 个月大多数病变开始吸收或变成硬结，于两年内吸收钙化而痊愈。一般 95% 以上其临床经过属良性。如病情向恶化发展，多出现于初次感染后的半年之内，以致病情迁延难愈可达 2 ～ 3 年或更长。因此治疗小儿肺结核时，要早期用药，选用敏感药物联合治疗并坚持完成足够的疗程。

一般认为，原发性肺结核没有传染性，只有根据结核菌素试验反应阳性和 X 线检查才被发现，患儿可照常生活、入托或上学。仅对少数症状明显的进行性原发性肺结核，或严重的急性肺结核患儿，结合具体情况应给予适当休息和隔离治疗。

59. 学生得了肺结核时应该怎么办？

学生一旦被确诊为肺结核后，应根据县级结防机构的诊断证明，确定是否休学。由于肺结核是呼吸道传染性疾病，学生又都是在同一教室进行学习，部分寄宿制的学校中学生还会同室居住，因此凡是痰中查到结核菌的，具有传染性的学生肺结核患者应立即休学，住院或居家隔离治疗，以避免同学之间的传染。

部分学生怕耽误学业，不愿意休学，但是如果不休学，除了存在潜在的传染其他同学的危险之外，通常学生的课业比较紧张，学习压力较大，而学生如果坚持学习可能会由于压力过大影响休息，甚至影响到病变的恢复。因此学生应听从医生的医嘱，安心休养，直到病变恢复，身体健康后，再行开始学习。

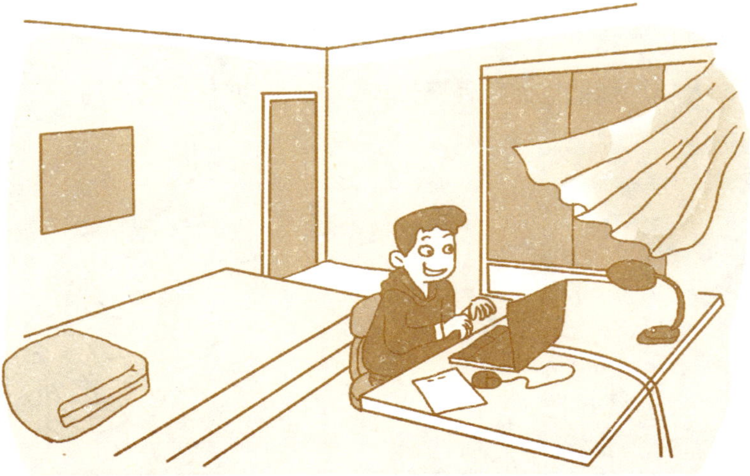

休学期间应注意参照肺结核患者的管理办法，按时服药、复查，并注意居室通风等感染控制措施的落实。在经过规范治疗，完成疗程后，应按照要求进行检查，确定肺结核已经治愈，并取得县级以上结防机构的证明后，可以复学。

60. 老年肺结核的诊断和治疗中有哪些困难？

近年来的调查结果显示，老年结核患者的发病率在逐渐上升，因此应特别注意。老年肺结核患者，除了会有一般肺结核患者常有的症状外，由于年龄较大，器官退化，常常合并有呼吸困难等症状，而且容易和老年人原有的肺部疾病症状重叠，如老年慢性支气管炎、肺炎、哮喘、肺癌等，导致诊断延误，一直到肺结核的症状非常严重才引起重视。治疗期间患者应忌烟酒及注意营养和休息，饮食以高蛋白、高热量为主，以补充由于结核病所造成的蛋白损失和能量消耗。同时还应尽量多摄入蔬菜、水果，这些食物中含有大量的维生素和纤维素，可以帮助人体增强抵抗力，补充机体的消耗，并保持肠道通畅。

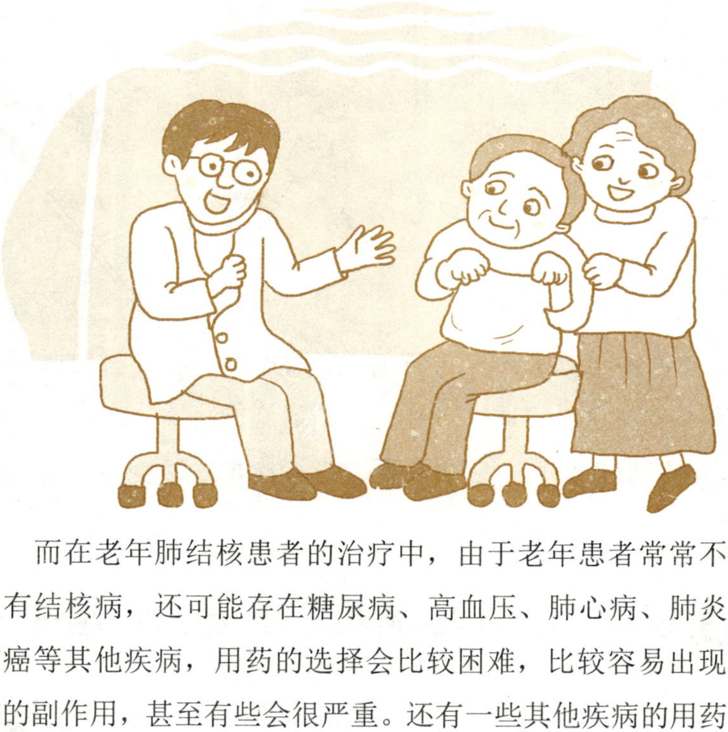

而在老年肺结核患者的治疗中，由于老年患者常常不仅仅有结核病，还可能存在糖尿病、高血压、肺心病、肺炎、肺癌等其他疾病，用药的选择会比较困难，比较容易出现药物的副作用，甚至有些会很严重。还有一些其他疾病的用药，可能会与抗结核药物出现冲突，或者加重抗结核药物的副作用，这些因素都导致老年肺结核的治疗应特别小心。老年肺结核患者也应在服药期间特别注意自己是否出现了医生嘱咐过抗结核药物不良反应的各种表现，一旦出现应及时告知督导自己服药的医生，由医生判断是否需要调整治疗或加用其他的药物。

61. 老年人治疗肺结核应注意什么？

全国结核病流行病学抽样结果显示，老年结核病患病率高于其他各年龄组患病率。老年结核多为继发性结核病，常见咳嗽、咯血、发热、食欲减退及呼吸困难症状，病变部位、影像学形态常不典型，容易与原有慢性支气管炎相混淆，因而误诊率较高。老年肺结核患者常合并糖尿病、高血压、肺心病、冠心病、肺气肿、慢性支气管炎、肺癌等，可进一步加重肺结核及增加抗结核药物引起的并发症。老年结核病的预后与病变范围、结核菌耐药性及治疗早晚有关。如能及早治疗，合理用药并重视并发症（治疗期间应密切监测肝、肾功能变化）的处理，同样能获得良好的效果。但老年结核病人由于器官功能衰退，治疗过程中尤其要注意副反应的发生。

老年肺结核病灶常为纤维病灶及干酪灶，由于这些病灶的血液供应差，结核菌代谢处于低落状态，药物不易发挥作用，故抗结核药物应量足联用，疗程应足够长，以求彻底治愈；对老年人来讲，链霉素易引起耳聋、眩晕，故以利福平、异烟肼、乙胺丁醇或吡嗪酰胺“三联”为佳。老年结核病患者要每日早晚开窗通风，室内保持空气清新，经常去室外树林或公园活动，多吸新鲜空气。患者一定要保持乐观、心胸豁达，切忌忧虑悲伤，更勿生闲气，注意加强食疗，保证睡眠充足、起居规律，戒烟忌酒，早睡早起，中午养成午睡习惯并进行适当的体育锻炼，如练太极拳、气功或每日散步。

62. 糖尿病患者治疗肺结核应注意什么？

肺结核的年发病率在糖尿病者比非糖尿病者增多 2 ～ 4 倍，中老年人多见。主要是抗体形成减少，细胞免疫功能下降。消瘦者比肥胖者糖尿病病人增多 2 倍左右。糖尿病合并结核病者占 5% ～ 10%。肺结核并发糖尿病者占 1% ～ 3%，易发生支气管内播散并形成空洞。反复出现酮症酸中毒有助于活动性肺结核的发展，活动性肺结核又加重糖尿病。糖尿病合并肺结核时，一般肺结核症状较轻，也常无发热、盗汗，很少咯痰、咯血；糖尿病伴重症肺结核时，可伴发热，咳嗽、盗汗、疲乏等，其中咯血较常见；常伴有糖尿病肾病、心血管功能障碍和营养不良；重症病人，常有血糖降低趋势，如出现食欲缺乏、营养吸收不良或并发肠结核等多脏器结核和恶病质状态，可出现低血糖或低血糖昏迷。在治疗方面需要注意的是：以短程方案为主，疗程一般为个月为宜，也可达 1 年，为减少抗结核药的副作用，提高机体抵抗力，可适当选用脱敏药、糖皮质激素、降血脂药、辅羧酶及维生素（B1、B6、C、E 及 PP）等；同时，控制血糖非常重要，该类病人对胰岛素较敏感，一般血糖控制在正常偏高为安全度，6 ～ 7 毫摩尔 / 升为好，以免发生低血糖；对临床症状较轻病人，可采用口服降血糖药治疗；此类病人适当加强营养，提高机体免疫功能，增加蛋白质、糖类、脂肪及总热量的摄入。

63. 孕妇治疗肺结核应注意什么?

妊娠合并肺结核的发生率为 5% ～ 7%。非活动性肺结核对妇女妊娠经过和胎儿发育并无多大影响，且妊娠对肺结核的病情也无明显影响。但是，病变范围较大的活动性肺结核，如血行播散型肺结核和浸润型肺结核，易发生流产和早产。妊娠分娩会加重病情，甚至导致产妇死亡。妊娠合并肺结核虽然在发达国家已较少，但在发展中国家并非罕见。由于抗结核药物的发展，对孕期的肺结核患者可有良效，使妊娠合并肺结核不再是一个严重的问题。多数患者在孕前已明确诊断并及时治疗，妊娠均可获良好结局。但如健康教育及孕期保健的重要性未被普遍重视，个别肺结核重度患者，一旦怀孕可能发生不良后果。很多专家指出，在孕期应用链霉素治疗肺结核的患者中，其婴儿有可能听神经受累致使有听力减退或完全丧失，所以在孕期不可再使用链霉素治疗。如果播散性或纤维空洞型肺结核未经治疗者，应在孕 6 ～ 8 周内进行人工流产术，经治疗病情稳定后再妊娠。

64. 传染性肺结核治好后还会传染给别人吗?

传染性肺结核患者如果没有耐药的情况下，通常在进行抗结核治疗后1个月内，肺内的结核菌会被大量杀死，因此痰菌会快速转阴，即痰中不再能查到结核菌，也意味着患者不再具有传染性。因此肺结核患者的家属或同事、邻居不应歧视肺结核患者，也不必过于恐惧。应尽量关爱肺结核患者，帮助他们遵从医嘱，规范、全程地服用抗结核药物，按时复查，力争一次性治愈。

患者治愈后，痰中不排菌，则不会有传染性。

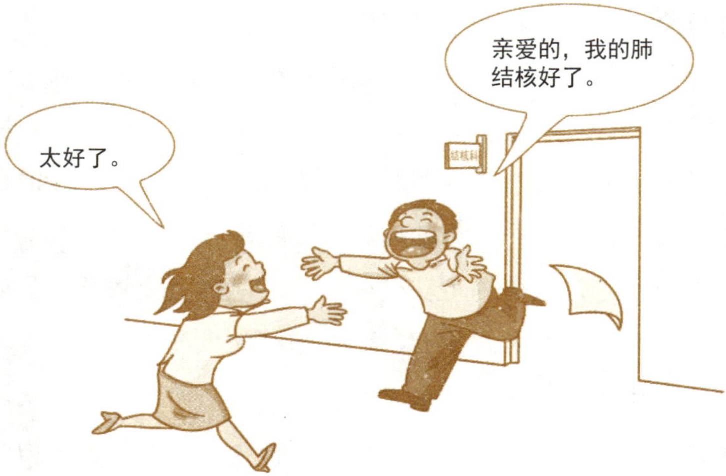

65. 肺结核治好后还会复发吗?

肺结核治好后，还是有可能复发的。

结核病的复发一般有两种原因。第一种叫作内源性复发，通常是肺结核治疗后，绝大部分结核菌都被杀死，而还有极少的一部分结核菌处在休眠的状况，无法被杀死。在一定的条件下，如感冒、劳累、分娩等或者人体抵抗力低下的时候，如老年、大病、因为其他原因服用免疫抑制剂、感染上艾滋病毒等情况下，休眠的结核菌又重新生长繁殖，形成新的肺结核病灶而复发。第二种是再感染性复发，也就是说患者第一次得的肺结核已经彻底治愈，但是当他老年或有其他导致抵抗力低下的情况出现时，他又接触了肺结核患者，再度感染了结核菌而导致肺结核。

这两种复发情况的前提一般都是人体的抵抗力有所下降，因此肺结核患者治愈后，应特别注意避免熬夜、工作压力过大、饮食不规律、过度劳累以及其他导致抵抗力下降的情况发生；而如果出现了年老、大病或因其他疾病需要服用免疫抑制剂的情况时，则应特别注意是否有肺结核复发的症状，定期进行胸部X光片的检查，一旦出现咳嗽、咯痰超过两周的情况，应立即就诊，并向医生说明既往的肺结核病史，以便医生安排相关的检查，及早确诊，及早治疗，避免诊断和治疗的延误。

66. 肺结核患者怎么对待恋爱与婚姻？

肺结核的治疗时间比较长，一般治疗时间最短的初治肺结核也需要治疗6个月，在此治疗期间需要注意休息，避免劳累。此外，在治疗前和治疗初期，由于患者往往咳嗽、咯痰，具有很强的传染性，在谈恋爱期间亲密地接触，结核病容易传染给对方；而大多数人谈恋爱期间情绪不稳定，过度兴奋和烦恼对结核病的治疗会产生不利的影响；如果发生失恋，精神上的打击和刺激可能造成结核病的恶化。因此患了肺结核的年轻人，应首先集中精力将病治好；如果尚无恋爱的对象，在未完全康复前，应该把恋爱的事暂时搁置一段时间，待疾病痊愈再考虑。

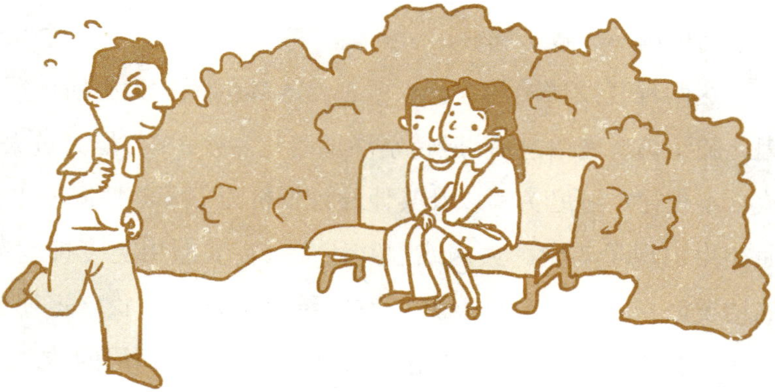

如果已有恋爱对象，则应该把病情如实向对方讲清楚，双方都要正确对待。在传染期内尽量减少接触。患者咳嗽、咯痰时，应注意用手帕遮盖口腔，不要面对对方咳嗽，痰液要进行消毒处理，在日常接触中也要注意防止传染。要及时进行抗结核治疗，按照规定的治疗方案，规律治疗直到治愈。对方应该在精神上、生活上给予患者帮助和照顾，鼓励患者坚持治疗。避免对患者的刺激和不良影响。

未结婚的肺结核患者在患病期间不要结婚。因为结婚前和结婚后的忙碌，都可能使患者身体劳累，不能坚持规律的抗结核治疗，使病情恶化。传染性的肺结核患者由于婚后的密切接触，可能把结核病传染给对方。因此，肺结核患者应在疾病治愈后考虑结婚，既利于本人也利于对方和家庭。以避免因为婚后的夫妻生活、生儿育女、家务等一系列的问题，给治疗带来不利的影响。当然，对已婚的患者，对方应该在精神上、生活上给予患者帮助和照顾，鼓励患者坚持治疗，按规定完成化疗方案，彻底治愈，在日常接触中也要注意防止传染。

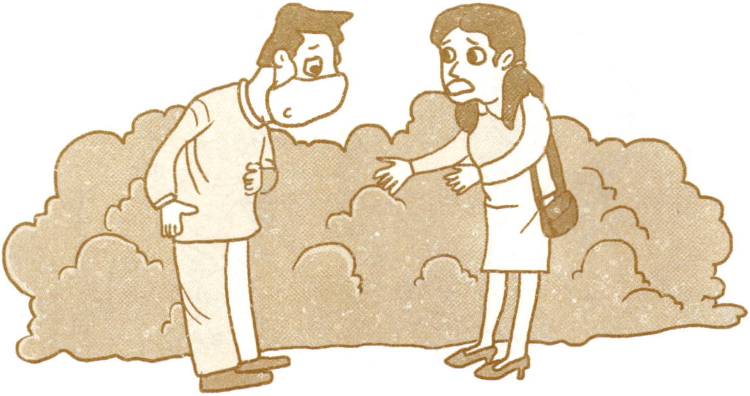

67. 得了肺结核的患者应怎样对待优生优育?

育龄的妇女，如果患了肺结核，应暂时避孕。利福平、链霉素等药物都不宜在怀孕期间应用，利福平有致畸作用，链霉素可致先天性耳聋，妊娠3个月以内孕妇禁用。而患肺结核的妇女一旦妊娠，对患者对胎儿都非常不利。如果孕妇患严重的肺结核，胎儿可能出现缺氧与营养不良，导致发育不良或死胎；结核菌也可能通过血液运行播散，在胎盘内形成结核病灶，经破坏绒毛后进入胎儿体内，传染给胎儿。如果妇女婚后发现肺结核并有发热、咳嗽、咯血等症状，病灶明显活动，一定要暂时禁止房事，减少体力消耗和疲劳并避免怀孕。

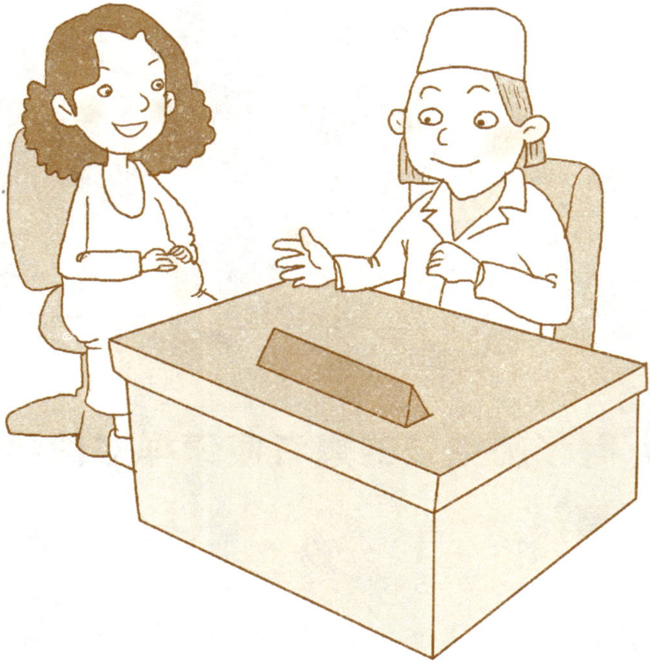

如果肺结核患者已经怀孕，最好终止妊娠，一般应在6～8

周内做人工流产。如果确因妊娠胎儿过大，不能引产，则应密切监测孕妇的各项指标。通常孕妇自身代谢功能可能出现紊乱，而服用抗结核药引起的消化道反应、肝肾功能损害也有可能比常人更严重，因此在孕妇的抗结核治疗期间应密切关注患者的各种症状，每月监测肝肾功能。

一般肺结核患者分娩后，如能严格与胎儿隔离，结核菌传染给新生儿的可能性很小，对其生长发育也无影响。肺结核妇女产后要尽快恢复体力，按时服药，避免过度疲劳，要尽量和婴儿分开，婴儿最好由别人照顾，及时接种卡介苗，以免传染上结核病。

通常肺结核治愈半年后，可以正常妊娠，如果想要孩子，最好事先咨询医生。

68. 结核病患者家庭护理的重要性和必要性？

肺结核患者并非要一直住在医院，病情稳定后大部分时间还是在家里治疗和休息的，因此家庭护理对患者的康复举足轻重。当家庭中出现了肺结核患者时，良好的家庭护理直接影响着患者的治疗效果，也能有效降低结核病的传染性。

首先，要为患者创造舒适的养病环境，患者的生活环境应该是通风，阳光充足的房间。鼓励患者养成良好的生活习惯，例如，不要随地吐痰，尽量做到不要对着他人咳嗽等。一般来说，病情轻，症状少的患者，可以做些力所能及的体力活动，但不能操劳，应保持充足的睡眠时间，防止病情的反复。症状重或者咯血的患者，应绝对卧床休息。

食疗对肺结核患者也是非常重要的，从临床角度讲，结核患者除了不喝酒，少吃或不吃辛辣煎炸的食物外，没有什么可忌口的。特别是蛋白质能提高人体对付疾病的抵抗力，应鼓励多摄取。家人应该监督患者按时、规律服药，倘若因病情好转而擅自停药或者不按规律服药，都容易使细菌产生耐药性，给以后的治疗带来极度困难，甚至造成终身遗憾。因此，家庭护理应该包括监督患者坚持完成整个化疗过程。

近年来，对患者的心理辅导也成为家庭护理重要的一部分，根据患者的不同心理特征通过言行、表情、态度去影响患者，使患者的心理状态发生转化，对患者康复会起到一个良好的促进作用。心理辅导包括消除患者的焦虑、恐慌、心绪不定的心理，解除患者的思想顾虑，增强自身的信心，消除患者的主观上的感觉异常等。